PRIMO SOCCORSO NELLA NATURA SELVAGGIA

Selvaggio, Marino, Rurale, Disastro, Internazionale

"Oltre l'ora d'oro"

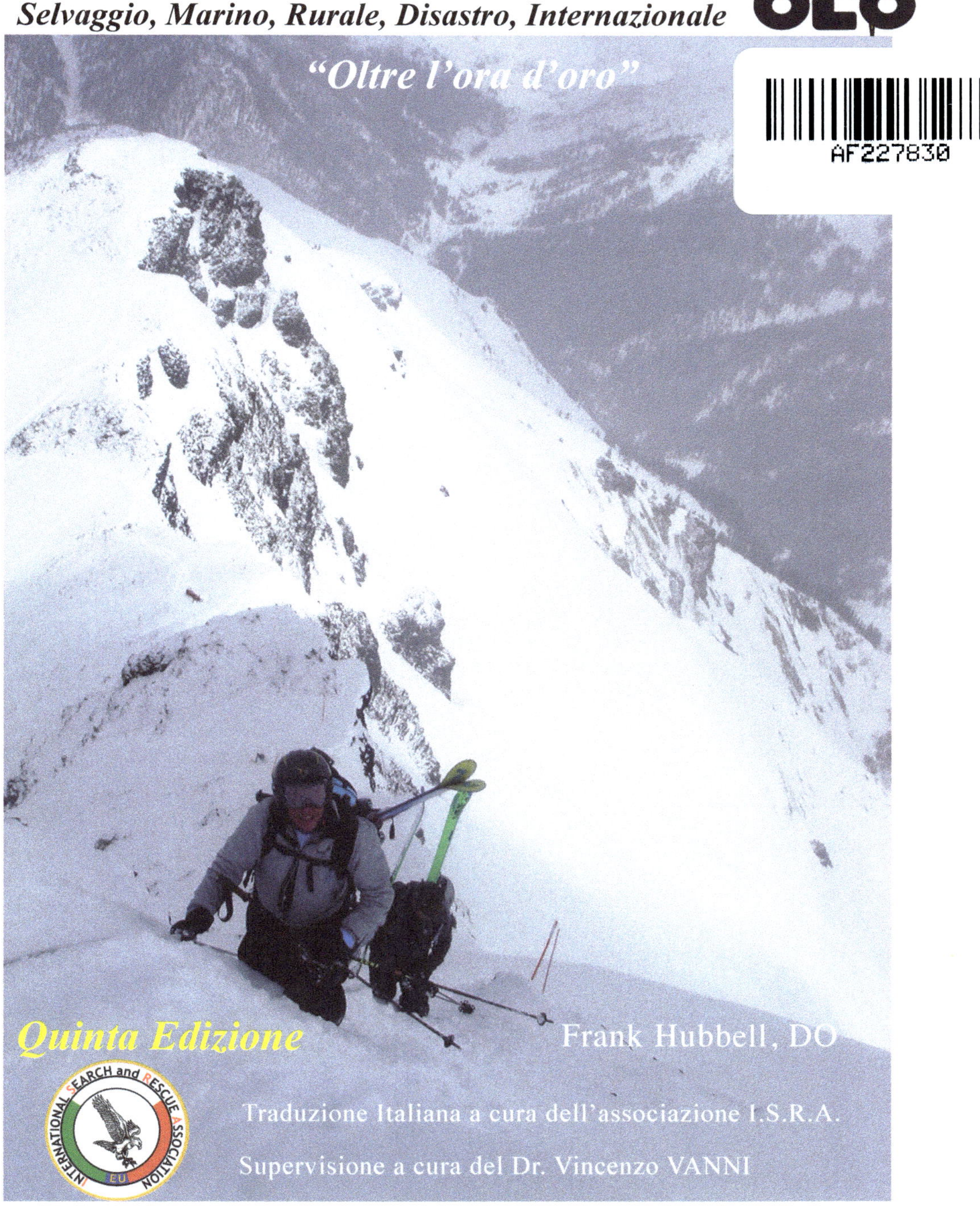

Quinta Edizione

Frank Hubbell, DO

Traduzione Italiana a cura dell'associazione I.S.R.A.

Supervisione a cura del Dr. Vincenzo VANNI

GUIDA SUL CAMPO DI "SOLO SCHOOL"
PRIMO SOCCORSO NELLA NATURA SELVAGGIA
QUINTA EDIZIONE

Pubblicato da:
TMC Books LLC
731 Tasker Hill Rd., Conway, NH 03818
info@TMCBooks.com
http://www.TMCbooks.com

ISBN: 978-1-7349308-4-9

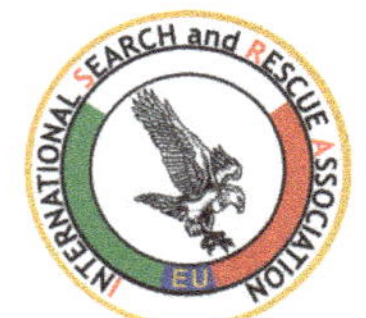

Il presente manuale è stato tradotto dai volontari dell'associazione di Protezione Civile
INTERNATIONAL SEARCH AND RESCUE ASSOCIATION
Traduzione a cura di:

Dr.ssa Melissa ALZONA
Dr.ssa Luna TIBONI MULLER
Sig. Ugo GALLESI
Revisore
Presidente I.S.R.A. Emanuele CREPALDI

SUPERVISORE ESTERNO:
Vanni Vincenzo, Bsc Paramedic Science
SOLO International Wilderness Medical Schools- coordinatore corsi in Italia

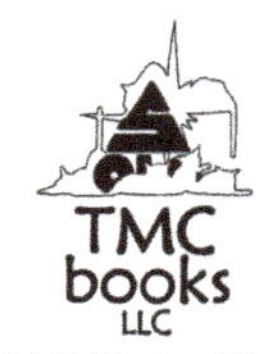

731 B Tasker Hill Rd.
Conway, New Hampshire
03818
U.S.A

Questo libro è dedicato

alla mia co-fondatrice, co-direttrice e moglie, Lee Frizzell.

Perché senza il suo cuore, la sua pazienza e il suo spirito gentile, niente di tutto questo esisterebbe.

E a tutti i Buoni Samaritani che hanno il cuore di fermarsi e aiutare.

Gesù rispose e disse: "Un certo uomo stava scendendo da Gerusalemme a Gerico; e cadde tra i ladri, e lo spogliarono e lo picchiarono, e se ne andarono lasciandolo mezzo morto.

"E per caso un certo sacerdote stava scendendo su quella strada, e quando lo vide, passò dall'altra parte.

"E allo stesso modo anche un levita, che venne sul posto e lo vide, passò dall'altra parte.

"Ma un certo samaritano, che era in cammino, venne su di lui; e quando lo vide, provò compassione, e venne da lui, e fasciato le sue ferite, versando olio e vino su di esse; e lo mise sulla sua stessa bestia, lo portò in una locanda e si prese cura di lui".

Luca10:30-34
NAS

PRIMO SOCCORSO NELLA NATURA SELVAGGIA

Il manuale di Primo Soccorso in ambiente remoto della SOLO è lo strumento che accompagna l'omonimo corso di due giorni della SOLO. Il corso di Primo Soccorso in ambiente remoto, ovvero Wilderness First Aid (WFA), è stato creato dall'esperienza diretta dei fondatori della SOLO ed è stato progettato da e per gli "appassionati di outdoor": che si tratti di escursionista, scalatore, sciatore, kayaker, canoista o marinaio. È per persone avventurose che potrebbero trovarsi lontani da un aiuto immediato e dover fare affidamento sulle proprie capacità per sopravvivere se dovesse sorgere un'emergenza.

Offerto per la prima volta nel 1974 con il nome di Mountain Rescue Seminar, il corso divenne successivamente Backcountry Medicine e infine Wilderness First Aid. Il corso ha continuato ad evolversi negli ultimi 40 anni, attraverso oltre mille programmi e centinaia di migliaia di studenti.

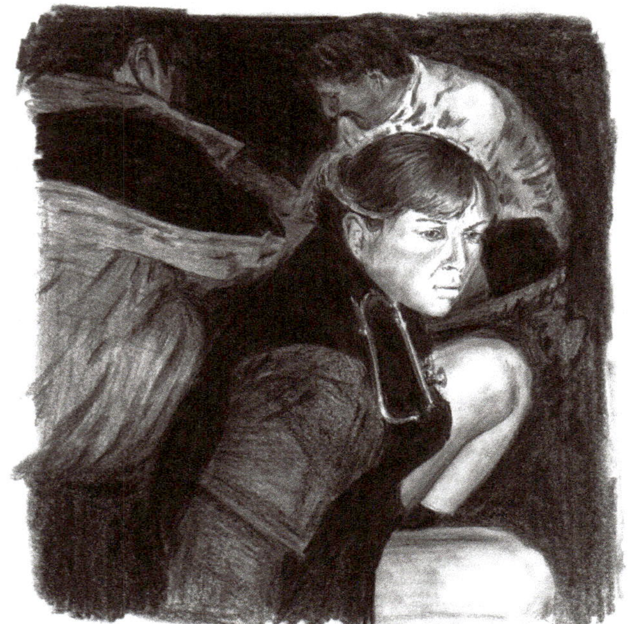

WFA è un corso intensivo, copre una varietà di argomenti tra cui: come riconoscere e gestire problemi medici comuni insieme a emergenze rare ma potenzialmente letali, emergenze ambientali e, soprattutto, prevenzione di questi problemi. Questo libro di testo è destinato ad essere una vera e propria guida sul campo per i nostri studenti che lo possono portare con sé durante la loro formazione e utilizzarlo come riferimento anche in seguito.

Questo corso è riconosciuto dall'American Camping Association come standard minimo per gli assistenti di campeggio, sia per gli accompagnatori di escursioni diurne che per quelle notturne. Per le guide di professione che organizzano gite all'aperto per più giorni, ma anche per escursioni alpinistiche o spedizione, questo corso è un buon inizio che aiuterà a preparare gli studenti per i programmi di certificazione Wilderness First Responder o Wilderness Emergency Medical Technician della SOLO.

Sommario

LA "NATURA SELVAGGIA"
IL PRIMO SOCCORSO IN AREA SELVAGGIA:

COS'È LA "NATURA SELVAGGIA" E PERCHÉ È COSÌ IMPEGNATIVA PER CHI PRESTA SOCCORSO?

Nel mondo della medicina preospedaliera, il termine "wilderness" o "extended care" è definito come il paziente che si trova a più di un'ora da un ospedale. La prima ora critica dopo che si verifica un infortunio è chiamata "Golden Hour".

Nell'ambiente "selvaggio" è molto facile impiegare un'ora per effettuare un salvataggio. Quando qualcuno è colto da malore o subisce un infortunio, deve verificarsi una catena di eventi per portare il paziente da un area remota a un ospedale, ed è molto di più complesso che chiamare semplicemente il 112. Comunemente, qualcuno deve andare a cercare e avvisare il servizio di emergenza; quindi, il servizio di emergenza deve percorrere il sentiero, arrivare dal paziente, trattare e preparare il paziente, caricarlo in ambulanza e infine trasportarlo in ospedale. Una regola generale per stimare quanto tempo necessario per trasportare il paziente dal luogo dell'infortunio all'ospedale, è calcolare il tempo impiegato per percorrere circa 400 metri di sentiero.

Distanza e tempo: è più lontano e più lungo di quanto pensi.

- Una chiamata rapida e veloce per chiedere aiuto è di solito impossibile.
- Qualcuno potrebbe dover chiedere aiuto a piedi. Quali informazioni potrebbero servire?
- I tempi di risposta della squadra di soccorso sono prolungati; di solito devono prima arrivare. Cosa farai fino al loro arrivo?
- Le cure prestate al paziente sono chiaramente al di fuori della "Golden Hour".

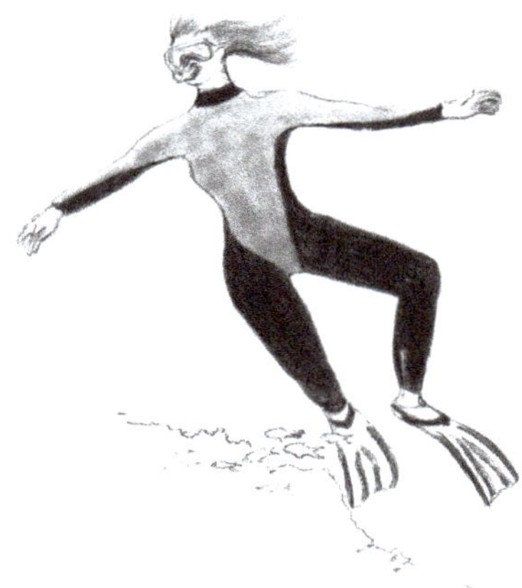

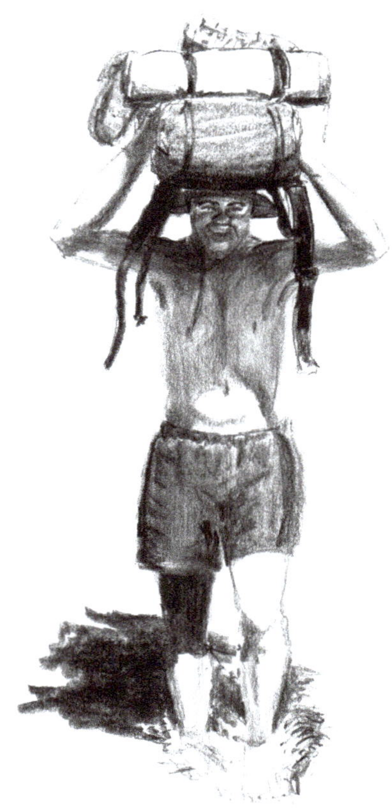

L'ambiente: può facilmente diventare ostile.

- Freddo, acqua, neve o il buio possono ritardare i soccorritori ancora più a lungo.
- Le cattive condizioni meteorologiche possono costituire una minaccia diretta per la sicurezza dei soccorritori, del paziente e delle persone che si trovano con lui.
- Le cattive condizioni meteorologiche possono eliminare la possibilità di accesso all'elicottero.
- Può essere molto più difficile prendersi cura di sé stessi, del paziente e di chiunque altro si trovi sulla scena.

Pensa al terreno: viaggiare può essere pericoloso e lento.

- L'accesso al paziente potrebbe richiedere abilità speciali come la capacità di arrampicata su roccia.
- Le caratteristiche del terreno come neve , fango o anche un sentiero ripido possono rallentare ulteriormente i soccorritori.
- Le caratteristiche del terreno possono anche presentare pericoli estremi sotto forma di valanghe o attraversamenti fluviali allagati.
- Potrebbero esserci difficoltà nell'individuare il percorso.

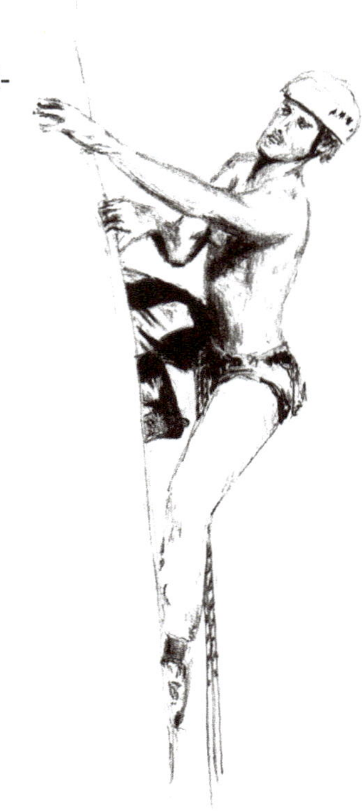

Attrezzature e risorse: massimizza l'efficienza per ridurre al minimo il peso.

- Il gruppo da salvare è preparato per le condizioni che dovrà fronteggiare?
- Il team di risposta "wilderness" è addestrato e preparato per le condizioni?
- Il gruppo deve saper improvvisare attrezzature.
- Le attrezzature limitate e l'accesso alle risorse sono la norma.

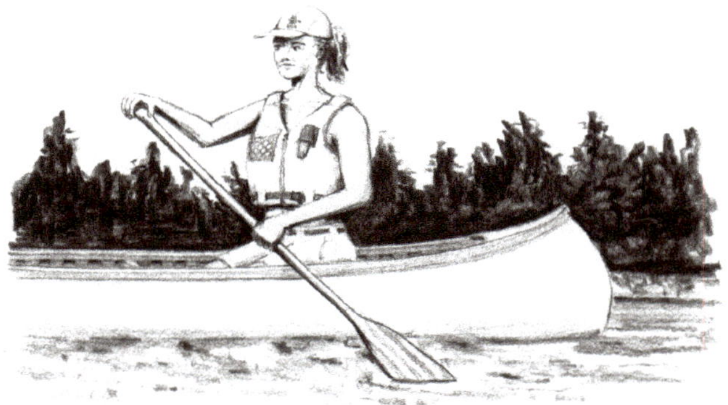

Conoscenza della natura selvaggia, formazione specialistica: è da furbi.

- Mappa, bussola e abilità di ricerca del percorso di soccorso.
- Capacità di previsioni meteorologiche.
- Abilità di bivacco.
- Abilità tecniche di soccorso, corde e nodi, abilità di salvataggio in acqua.
- Sapere come assistere un paziente per un lungo periodo.
- Addestramento in elisoccorso.

Per tutti questi motivi ci si aspetta che i soccorritori in ambiente "selvaggio" seguano e si comportino con uno standard di assistenza diverso rispetto a un soccorritore in un ambiente urbano. Come accennato, qualcuno che impara il primo soccorso nella natura selvaggia potrebbe aver bisogno di imparare e padroneggiare una serie di abilità che non sono direttamente correlate alla cura del paziente. Ci si può anche aspettare che gestiscano un infortunio in modo diverso rispetto a un ambiente urbano, semplicemente perché il soccorritore nella natura selvaggia potrebbe rimanere con il paziente per un lungo periodo di tempo in attesa dell'arrivo di aiuto.

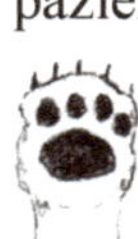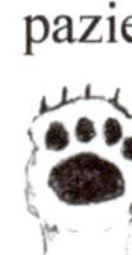

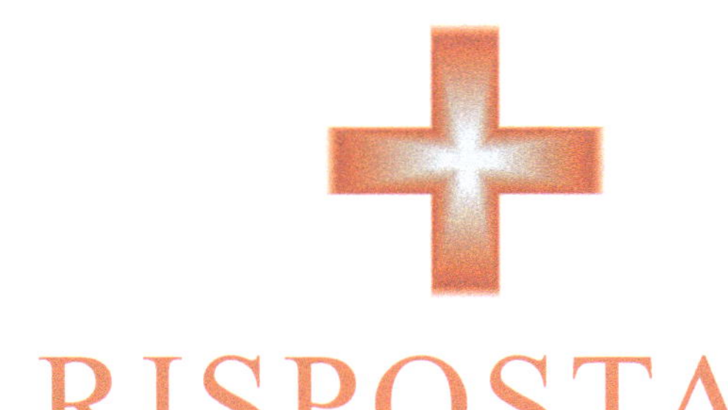

RISPOSTA E VALUTAZIONE
Cosa è successo?

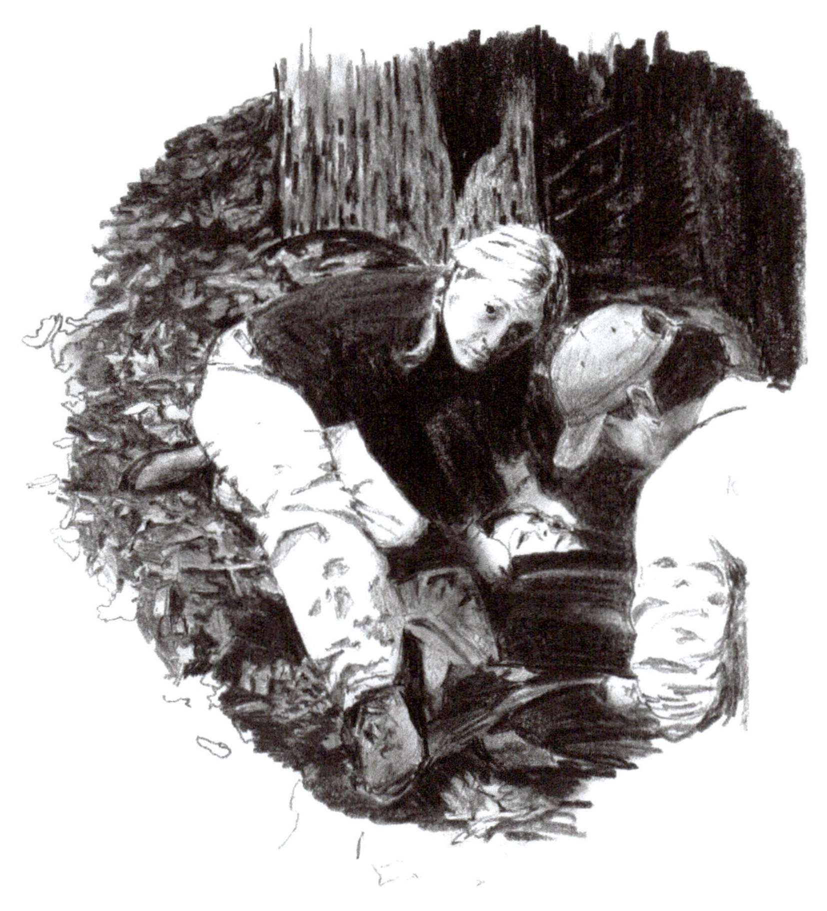

ISOLAMENTO DELLE SOSTANZE CORPOREE (ISC):

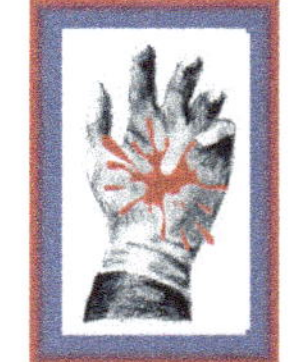

Indicato anche come precauzioni universali

Durante le fasi del soccorso si può entrare in contatto con i fluidi corporei del paziente, pertanto la protezione risulta essere fondamentale per non entrare in contatto con virus e batteri.

Modalità di trasmissione

CONTATTO DIRETTO

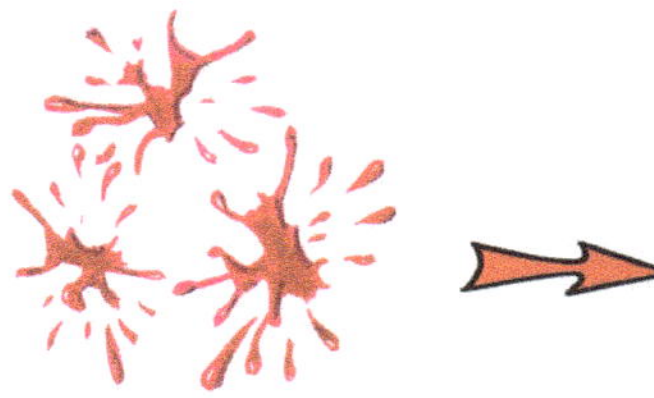

La diffusione della malattia per contatto diretto con il sangue o altre sostanze corporee di un individuo infetto (saliva, espettorato, sangue, urina, feci, secrezioni).

CONTATTO INDIRETTO

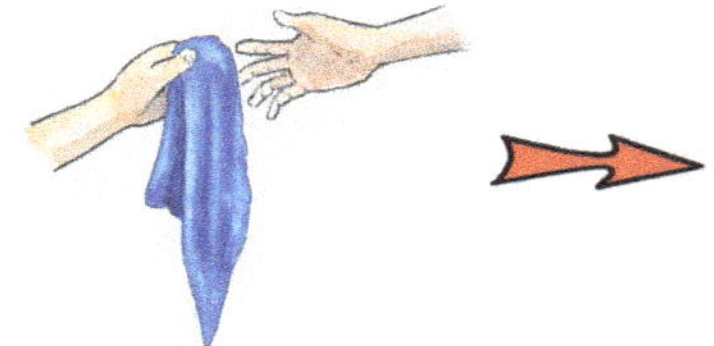

La diffusione di una malattia da un individuo a un altro toccando un oggetto contaminato (pomello della porta, indumenti, barella, piano di lavoro ecc.) portando l'agente patogeno alla bocca o agli occhi con le mani contaminate.

PER VIA AEREA

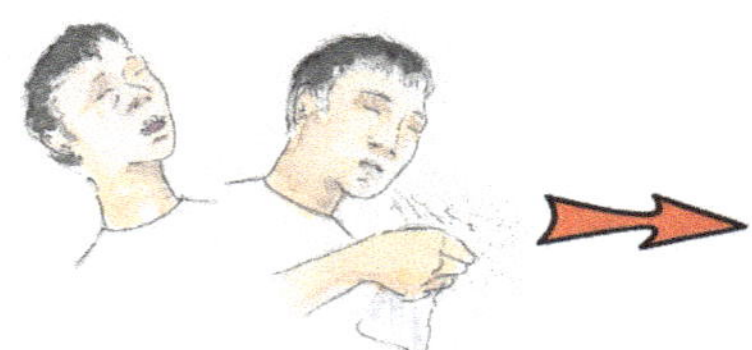

La diffusione della malattia avviene tramite goccioline di saliva o espettorato infetto espulse nell'aria con la tosse o gli starnuti e poi inalate da un'altra persona.

VETTORE

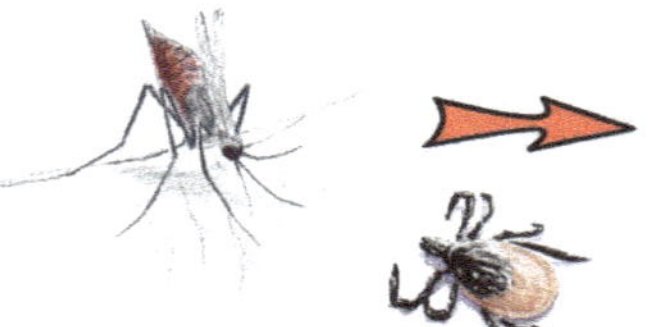

La diffusione di malattie da parte di insetti succhiatori di sangue, come zanzare, pulci o zecche.

ACQUA

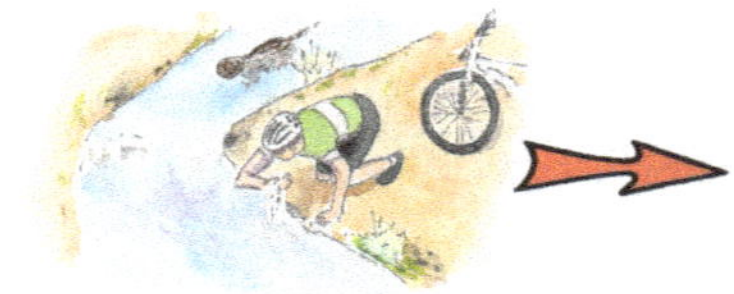

La diffusione della malattia attraverso il consumo di acqua contaminata, di solito contaminata dall'uomo per "via fecale orale".

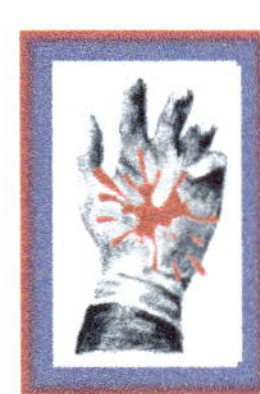

La nostra difesa primaria è il comportamento: prendiamo precauzioni per prevenire la contaminazione. PREVENZIONE uguale COMPORTAMENTO.

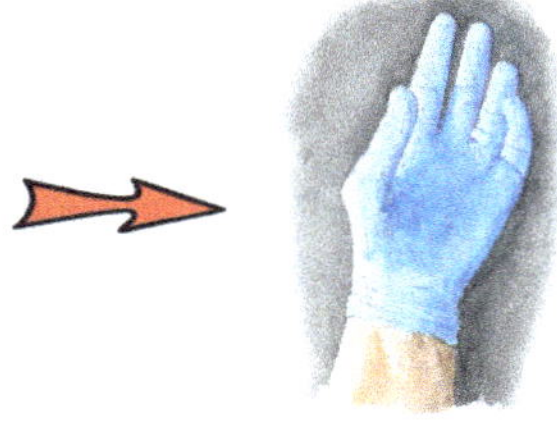

GUANTI O BARRIERA IMPERMEABILE

Per prevenire il CONTATTO DIRETTO, stabilire una barriera prima di qualsiasi potenziale esposizione ai fluidi corporei.

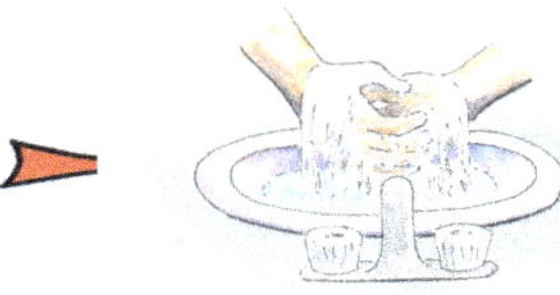

LAVAGGIO DELLE MANI

Per prevenire il trasferimento da paziente a paziente e da mano a bocca degli agenti patogeni mediante CONTATTO INDIRETTO, lavarsi le mani prima e dopo qualsiasi contatto con il paziente.

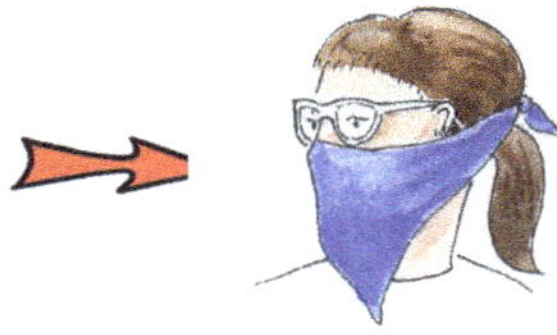

MASCHERE

Per prevenire la diffusione via aerea, indossare una maschera chirurgica prima di qualsiasi potenziale esposizione a patogeni presenti nell'aria, in particolare per la tubercolosi (metti anche una mascherina al paziente, se possibile).

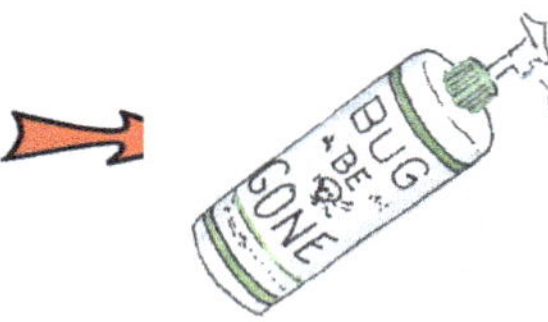

REPELLENTE PER INSETTI, ZANZARIERE E ABBIGLIAMENTO

Per prevenire la trasmissione della malattia da parte di insetti, utilizzare repellenti per insetti (permetrina), indossare indumenti protettivi, dormire sotto zanzariere e controllare la presenza di zecche sul corpo.

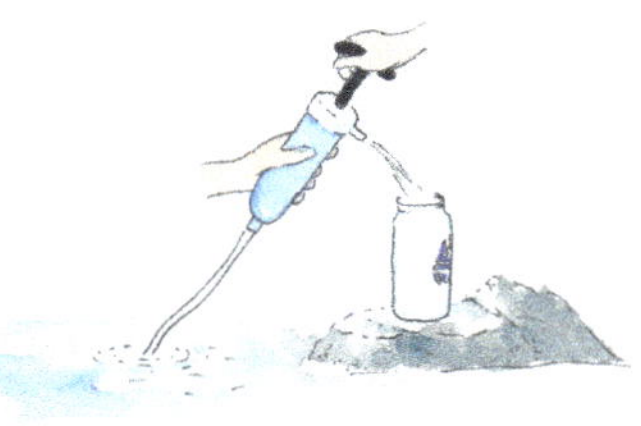

WATER PURIFICATION

Per prevenire le malattie trasmesse dall'acqua, produrre e bere sempre acqua potabile facendola bollire, usando filtri per l'acqua, sostanze chimiche (iodio o cloro) o l'uso della luce UVC (Steripen).

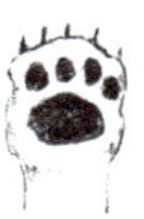

SISTEMA DI VALUTAZIONE DEL PAZIENTE

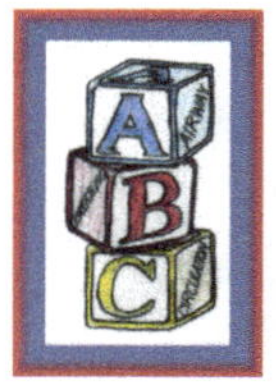

Queste due pagine sono una rapida panoramica di cosa fare se ti imbatti in una scena incidentale. Esamineremo ciascuno di questi quattro passaggi in modo molto più dettagliato, ma questo è il quadro GENERALE.

Cosa faresti se stessi facendo un'escursione e fossi il primo ad arrivare sul luogo di un incidente?

- Come scopriresti cosa c'è che non va e cosa è successo
- Come fai a capire quanto sia grave l'infortunato?
- Vai a chiedere aiuto?
- Cerchi di aiutare la persona ferita?
- Cosa dovresti fare?

Il metodo utilizzato è STOP e Indagine denominato The Patient Assessment System che consiste in un elenco di domande e compiti che devono essere eseguiti per accertare cosa è successo e cosa si intende fare al riguardo.

- Queste domande e compiti sono organizzati in base alle priorità e dovrebbero essere svolti in ordine.
- Non dovresti passare all'attività successiva fino a quando quella in cui ti trovi non è stata completata con successo.

PRIMO—STOP—SCENA SICURA: *la scena è sicura?*

- Sei al sicuro? SI?
- Sono tutti al sicuro?
- Il paziente è al sicuro?
- Cosa è successo? (Meccanismo di lesione - MOI)
- Come ti avvicini in modo sicuro alla vittima?
- Qual è la tua impressione generale sulla gravità della situazione?

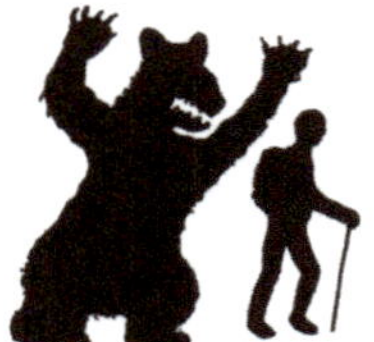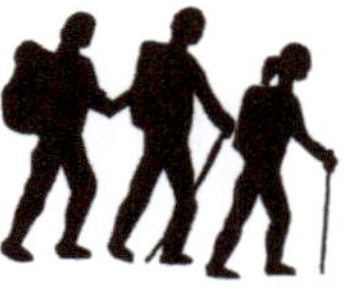

Questo primo passo è fondamentale, affrettarsi prima di avere l'intero quadro potrebbe portare a un secondo incidente.

Osserva la scena!

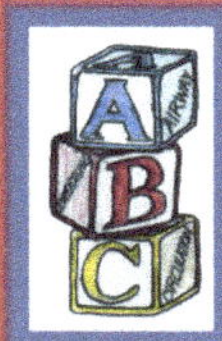

SECONDO-STOP—Fai una *VALUTAZIONE PRIMARIA: Sono vivi*
Ci sono minacce per la vita? L'A B Cs...

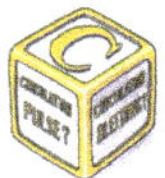
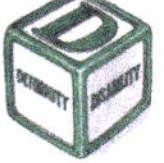

Approccio, valutazione, vie aeree—sono coscienti e possono parlare?
—Hanno le vie aeree libere?
Respirazione—Respirazione: respirano?—Respirano bene?

Circolazione—ha un polso/battito?—Stanno sanguinando?

Deformità—ci sono deformità evidenti?
—Il collo o la schiena sono a rischio di lesioni?
Ambiente—possono rimanere dove sono?
—Qualcun altro nel gruppo è a rischio?

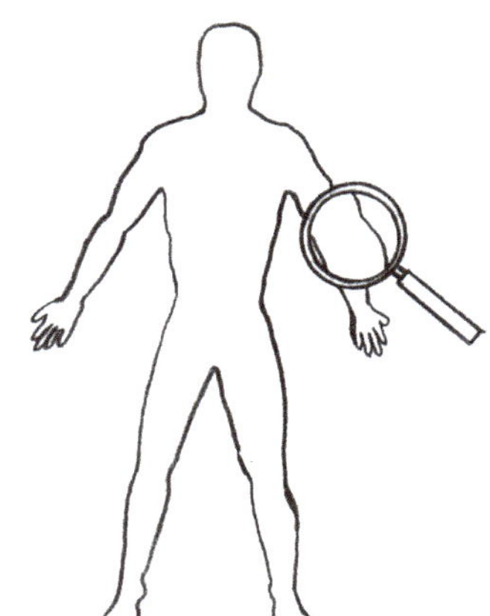

TERZO-STOP—Fai una *VALUTAZIONE SECONDARI: come sta?*

- Che cosa è successo? - La storia della malattia in
- Come sta la persona? - Segni vitali
- Quali sono le loro lesioni? - Esame del paziente
- Qual è la loro storia medica passata? – **AMPLE** storia
- Qual è il tuo piano di cura del paziente? – **SOAP** note

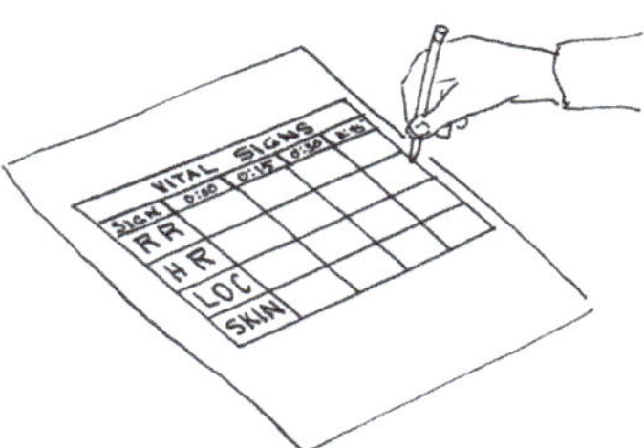

QUARTO—STOP—Fai una *VALUTAZIONE DI SOCCORSO: Hai bisogno di aiuto?*

- Qual è il tuo piano per chiedere aiuto
- Chi viene inviato a chiedere aiuto?
- Cosa devi fare per proteggere il paziente in attesa che arrivino i soccorsi?
- Cosa devi fare per proteggervi in attesa che arrivino i soccorsi?
- La scena è sicura per il gruppo?
- Eseguire una valutazione continua; re-SOAP ogni 15 minuti.

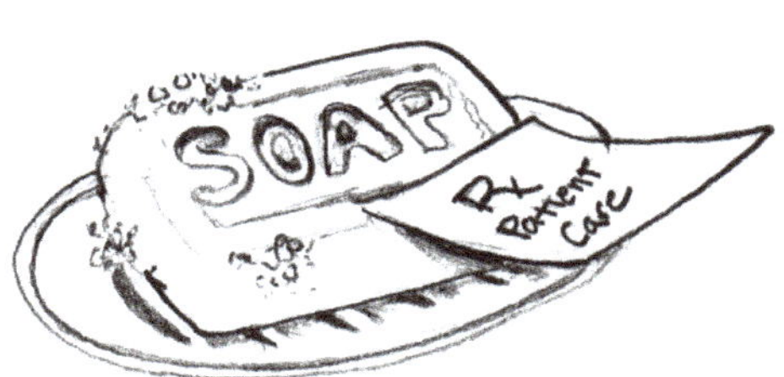

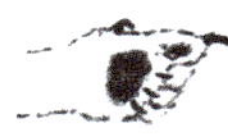

SISTEMA DI VALUTAZIONE DEL PAZIENTE NEL DETTAGLIO

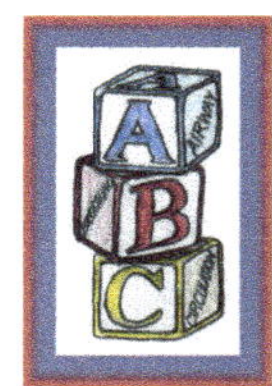

Esaminare qualcosa significa esaminarlo da vicino e accertarne le condizioni. In questo sistema di STOP e Survey, l'intento è quello di FERMARSI e fare un respiro profondo prima di esaminare da vicino e accertare le condizioni del paziente. Una valutazione è un processo logico passo-passo che consente nel raccogliere le informazioni e rispondere in modo ordinato.

PRIMO: STOP-SCENE SURVEY: la scena è sicura

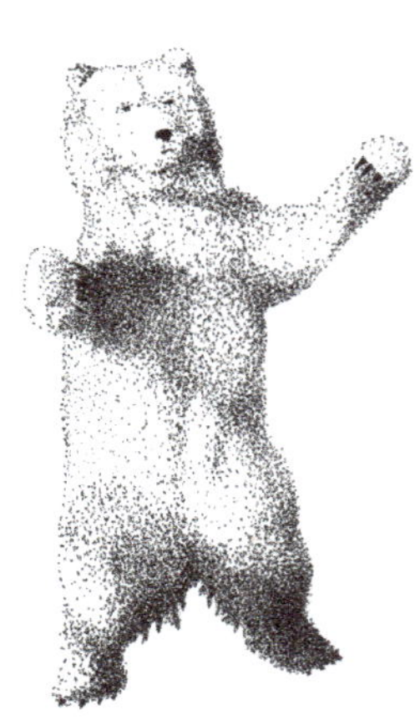

- Stai bene e continuerai a stare bene?
- Gli altri stanno bene e continueranno a stare bene?
- La vittima di questa crisi sta bene e starà bene?
- Cos'è successo? Qual è stato il meccanismo di lesione (MOI)?
- Come ti avvicini in sicurezza alla vittima?
- Qual è la tua impressione generale di quanto sia grave?

Per effettuare queste valutazioni della scena:

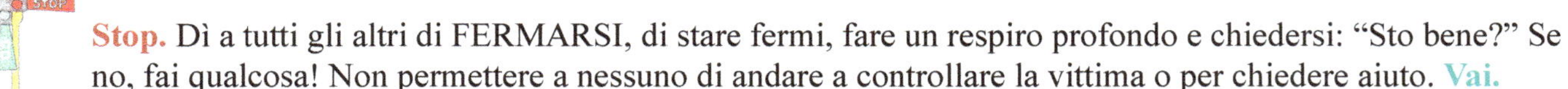

Stop. Stai fermo, fai un respiro profondo e chiediti: "Sto bene?" In caso contrario, fai qualcosa al riguardo! **Vai.**

Stop. Dì a tutti gli altri di FERMARSI, di stare fermi, fare un respiro profondo e chiedersi: "Sto bene?" Se no, fai qualcosa! Non permettere a nessuno di andare a controllare la vittima o per chiedere aiuto. **Vai.**

Stop. La vittima sta bene? Per prima cosa parla o chiamalo, anche se non puoi vederlo o raggiungerlo. Chiedigli se sta bene. Speriamo che risponda; anche se dice che non sta bene, almeno sai che è vivo, ha le vie aeree aperte, respira e ha battito. **Vai.**

Stop. Chiediti: "Che cosa è successo?" "Qual era il meccanismo della lesione?" **Vai.**

Stop. Esamina la situazione della vittima. Mentre capisci come raggiungerlo in sicurezza, continua a parlare con lui. Sii positivo, continua a incoraggiarlo, digli di stare fermo, che l'aiuto è in arrivo. **Vai.**

Stop. Mentre ti avvicini alla vittima, esamina la sua posizione. Chiediti: "Può rimanere dov'è, oppure è in pericolo imminente e deve essere spostato?" **Vai.**

Stop. Qual è la tua impressione della vittima? Mentre ti avvicini alla vittima (non diventa tuo paziente finché non lo tocchi), sviluppa un'impressione generale di quanto grave sembri essere la situazione, in base alla posizione in cui si trova, a come appare, se è cosciente, sanguinante, ecc. **Vai.**

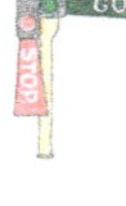
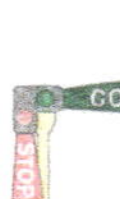

SECONDO: STOP —SONDAGGIO PRIMARIO:
E' vivo e rimarrà vivo?

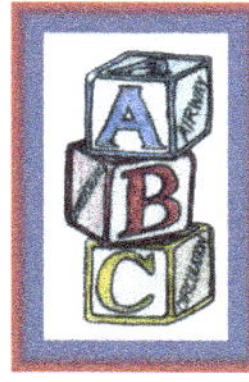

Approccio, valutazione, vie aeree— la vittima è cosciente e può parlare?
— Ha le vie aeree aperte?

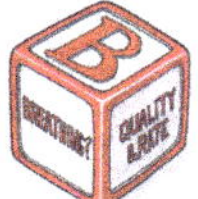
Respirazione— Respira? — Respira bene?

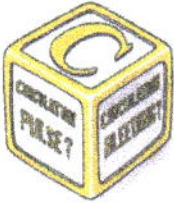
Circolazione— ha un polso? —Sta sanguinando?

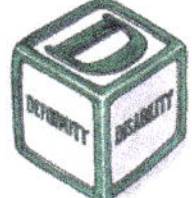
Deformità— ci sono deformità evidenti? Il collo o la schiena sono a rischio di lesioni?

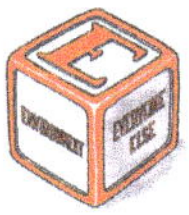
Ambiente— può rimanere dove si trova?
— Come stanno tutti gli altri membri del gruppo?

LA VALUTAZIONE PRIMARIA ti consente di valutare rapidamente le condizioni del tuo paziente. Stai cercando tutto ciò che potrebbe minacciare la vita del paziente, ciò che chiamiamo "minacce di vita". Se trovi una minaccia per la vita, devi fermarti e intervenire, se non trovi minacce per la vita, puoi fare un respiro profondo e rallentare perché hai tempo.

- Prendi anche in considerazione l'impatto dell'ambiente sul paziente.
- Se c'è un problema, non si passa al passaggio successivo fino a quando il problema non è risolto.
- Ogni aspetto della valutazione primaria viene esplorato guardando, ascoltando e sentendo.

Guarda, ascolta e senti: le chiavi della valutazione primaria

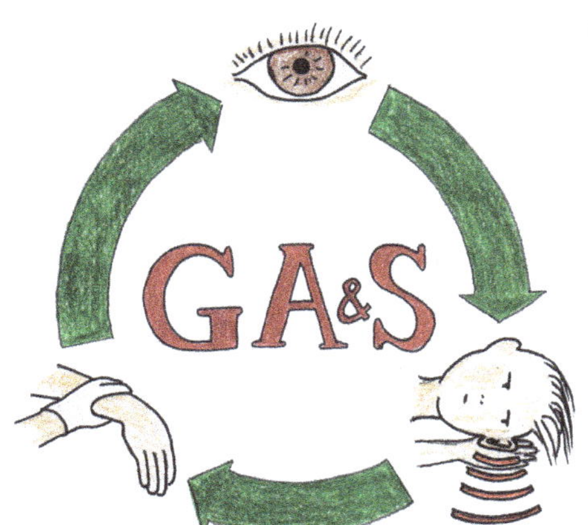

Ora diamo un'occhiata all'ABC in modo più dettagliato ...

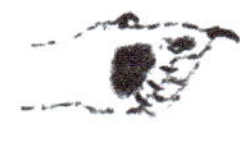

Avvicinati e valuta—è cosciente e può parlare?

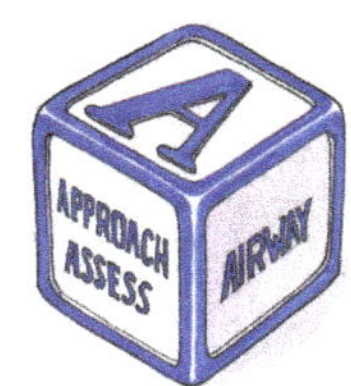

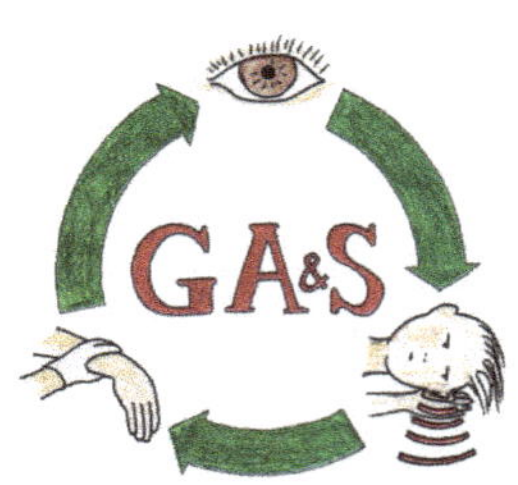

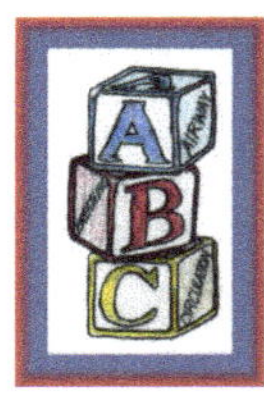

Guarda—è sveglio; ha gli occhi aperti; in che posizione si trova?

Ascolta—parla con lui. Risponde?

Senti—qual è la tua impressione generale della situazione?

■— Se incosciente prova con gli stimoli dolorosi.

- All'arrivo, inginocchiati accanto alla testa del paziente e metti una mano sulla fronte per tenere ferma la testa.
- Questo non solo protegge il rachide cervicale, ma stabilisce anche un contatto fisico, fornendo "il tocco umano".
- Continua a parlare con lui anche se è incosciente.
- La prima domanda da porti è: è cosciente o incosciente? Se è cosciente, può parlare?
- Se è cosciente, chiedigli di rimanere sdraiato fino a quando non avrai avuto la possibilità di controllarlo.
- Poni domande ovvie: "Stai bene?" "Dove hai male?" "Sai cosa è successo?"
- Se è incosciente, è necessario assicurarsi che abbia le vie aeree aperte.
- Protocollo LOC, applicare uno stimolo doloroso, ma innocuo.

Vie aeree—hanno una via aerea aperta?

Guarda—Is there anything in their airway?

Ascolta—Can you hear air moving in and out of the airway?

Senti—Can you feel air moving in and out of the airway?

- Appoggiati al paziente incosciente e posiziona l'orecchio davanti alla sua bocca in modo da poter sentire l'aria che entra ed esce dalle vie aeree.
- Se non respira, ispeziona le vie aeree. La causa più comune di una via aerea ostruita è la lingua e la posizione della testa.
- Per aprire le vie aeree, sposta la testa nella corretta posizione anatomica. Inclinalo leggermente all'indietro (estensione) e tira delicatamente la mascella inferiore (mandibola) in avanti. Questo sposta la muscolatura della lingua in avanti e apre le vie aeree.
- Posiziona nuovamente l'orecchio sopra la sua bocca per assicurarti che stia respirando.

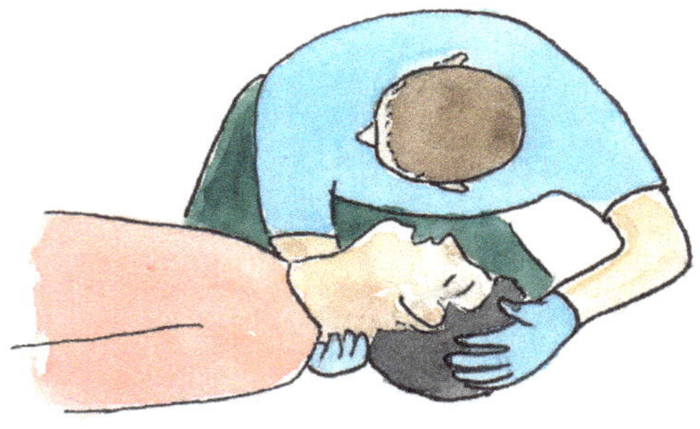

Una persona può vivere:

- Settimane senza cibo.
- Giorni senza acqua.
- Ore in un ambiente rigido senza riparo.
- Ma solo SEI MINUTI senza ossigeno.

Respirazione—respira?

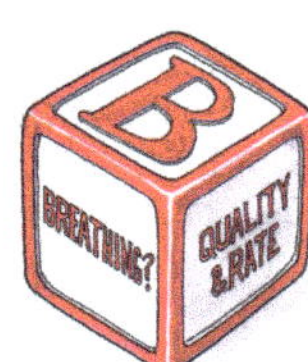

Guarda—la parete toracica si muove mentre respira?

Ascolta—riesci a sentire i suoni del respiro?

Senti—riesci a sentire l'aria che entra ed esce dalla bocca?

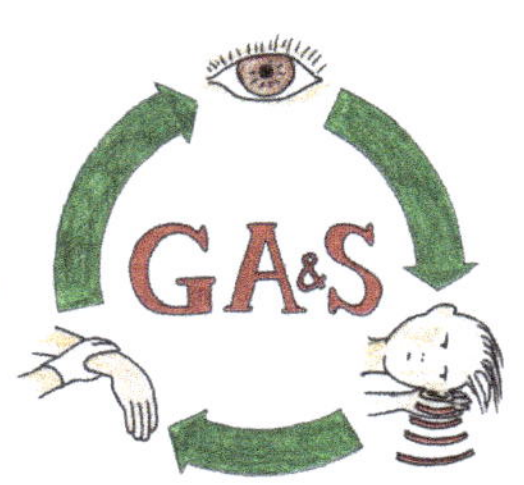
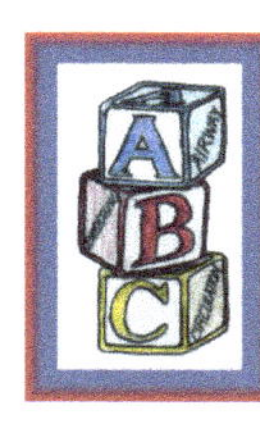

- Mentre ti posizioni, con l'orecchio sopra la bocca, ascolta se c'è respiro e assicurati che l'aria entra ed esca dalle vie aeree. Ascolta i suoni del respiro.
- Se non respira, effettua due ventilazioni complete e controlla se ha polso. Se ha polso, continua con le ventilazioni complete ogni 4-5 secondi fino a quando non riprende a respirare da solo.
- Se non ha polso, inizia la RCP.

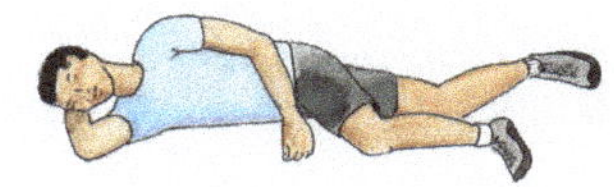

Respirazione—respira bene?

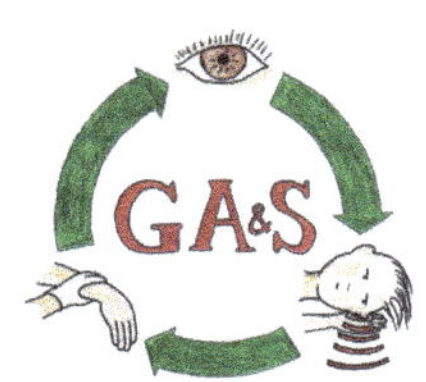

Guarda—qual è il colore della pelle (è pallida, color cenere o blu)?

Ascolta—riesci a sentire suoni di respiro anomali, come respiro sibilante, gorgogliante o russare, che indicano una via aerea parzialmente occlusa?

Senti—la parete toracica si muove in modo appropriato con le respirazioni?

- Se sta respirando, ascolta per capire se sta emettendo suoni di respiro anomalo come respiro sibilante, russante, gorgogliante o tossisce.
- Se si sente uno di questi suoni, metti il paziente nella posizione laterale di sicurezza per aiutare a liberare e mantenere le vie aeree aperte.
- Nella posizione laterale di sicurezza la gravità drenerà tutti i fluidi dalle vie aeree e permetterà alla lingua di cadere lateralmente mantenendo le vie aeree pervie.
- Non trascurare mai alcun suono del respiro anomalo in quanto indicano che le vie aeree sono almeno parzialmente occluse e il paziente non riceve abbastanza ossigeno.
- La respirazione include non solo se sta respirando (ovvero l'aria che entra ed esce dai polmoni), ma anche quanto bene sta respirando.
- Respira abbastanza spesso e abbastanza profondamente da ottenere un adeguato apporto di ossigeno per i polmoni e, quindi, nel sangue.
- Una frequenza respiratoria normale è compresa tra 10-30 respiri al minuto a seconda dell'età e del livello di attività.
- Se non sta facendo almeno un respiro ogni 6 secondi, 10 respiri al minuto, allora devi ventilare con almeno una ventilazione completa ogni 5-6 secondi.
- Se la frequenza respiratoria è superiore a 1 respiro ogni 2 secondi o 30 respiri al minuto, la respirazione è troppo veloce e troppo superficiale per consentire un buon ricambio d'aria.
- Esegui una ventilazione completa ogni 5-6 secondi per migliorare lo scambio d'aria nei polmoni.
- Ora che sai che le vie aeree sono aperte ed hanno una respirazione adeguata, controlla il loro polso..

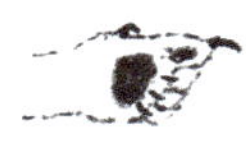

Circolazione—ha polso?

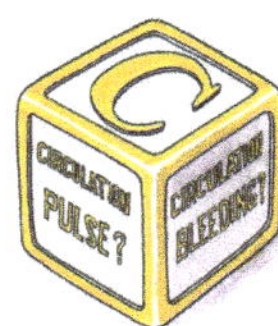 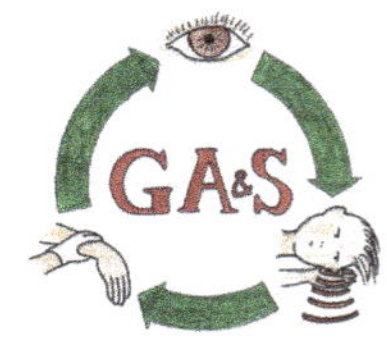 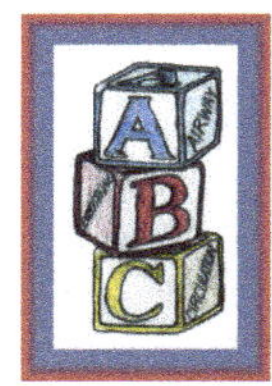

Guarda—la pelle è pallida? È cianotico (bluastro)?

Ascolta—riesci ad ascoltare un battito cardiaco?

Senti— riesci a sentire il polso carotideo?

- Una volta stabilito che le vie aeree sono libere e c'è respirazione, controlla se c'è battito carotideo.

- Ciò si ottiene posizionando il 2 ° e il 3 ° dito sopra il centro della trachea e portando le dita verso il solco tra la trachea e il muscolo sternocleidomastoideo. Mentre comprimi delicatamente questo solco, sarai in grado di palpare il polso dell'arteria carotidea.

- Se non c'è polso, iniziare la RCP. Se per qualche motivo non riesci ad accedere o sentire il polso carotideo, puoi posizionare l'orecchio sul lato sinistro del torace per ascoltare la presenza di un battito cardiaco..

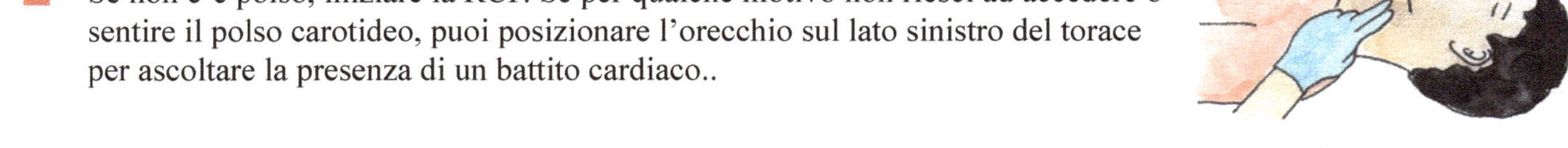

Circolazione—sta sanguinando?

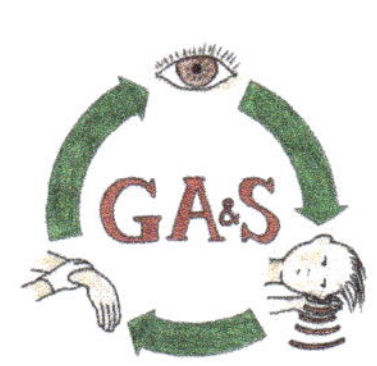 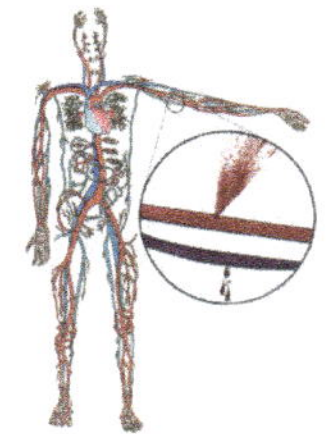

Guarda—c'è qualche sanguinamento in atto?

Ascolta—riesci a sentire un battito cardiaco?

Senti—riesci a sentire un battito carotideo?

- Oltre a determinare se c'è polso, è anche necessario ricercare in tutta la lunghezza del corpo la presenza di eventuali segni di sanguinamento evidente.

- Se hai trovato sangue nei suoi vestiti o sangue che si è accumulano sul terreno, ispeziona l'area per cercare la fonte di sanguinamento.

- Un piccolo graffio che trasuda sangue o una semplice abrasione, in questo momento può essere tralasciata.

- La tua preoccupazione è l'emorragia maggiore che fuoriesce dal corpo o che scorre rapidamente da una ferita. Questo tipo di sanguinamento deve essere controllato.

L'emorragia massiva è una minaccia per la vita!

È necessario fermare l'emorragia prima di passare allo step successivo.

Ferma l'emorragia!

PRESSIONE DIRETTA

- Applica una pressione diretta sulla ferita con le mani, indossando i guanti.
- Se possibile, posiziona del materiale assorbente, come le garze, sopra la ferita prima di fare pressione: agirà come una spugna e aiuterà a mantenere il sangue in posizione.
- Poiché la stragrande maggioranza dell'emorragia è venosa, è a bassa pressione e di solito può essere controllata con una leggera pressione diretta.
  - Potrebbero essere necessari 10 – 20 minuti per fermare completamente l'emorragia
- Una volta che l'emorragia si è fermata, mantieni la pressione diretta per altri dieci minuti, al di consentire la formazione dei coaguli di sangue.

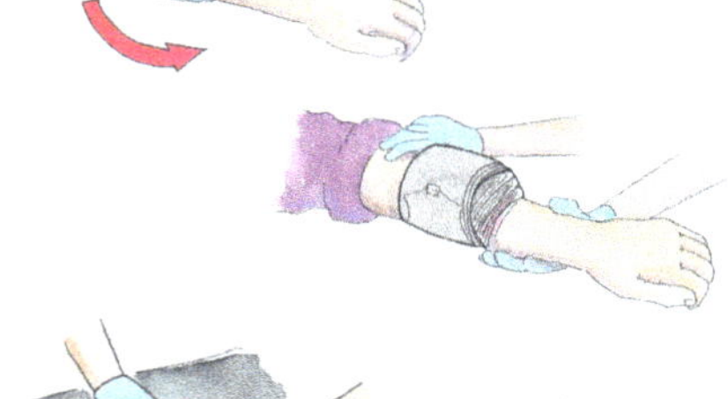

MEDICAZIONE A PRESSIONE

- Se una ferita continua a sanguinare, o hai bisogno di fare altre cose per il tuo paziente, puoi applicare una medicazione a pressione, che manterrà una leggera pressione al posto tuo.

BENDA TAMPONE

- Per una emorragia masiva in cui non è possibile utilizzare un laccio emostatico, procedi con il bendaggio della ferita con una garza (garza emostatica), una garza semplice o un panno pulito e quindi applica una pressione con entrambe le mani (protette dai guanti).
- Applica una pressione costante con entrambe le mani direttamente sopra la ferita sanguinante. Devi premere forte sull'emorragia e continuare a premere verso il basso.

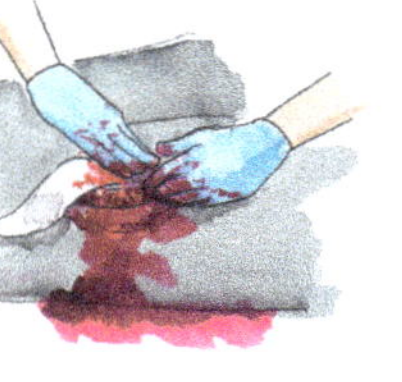
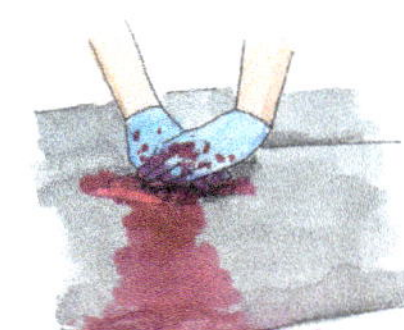

LACCIO EMOSTATICO

Se tutti i tuoi sforzi per fermare l'emorragia non funzionano, e pensi che il paziente potrebbe morire, devi utilizzare un laccio emostatico. Il laccio emostatico è raramente necessario: non applicarlo a ferite semplici come un sanguinamento venoso; quasi tutte le emorragie possono essere controllate con una pressione diretta e una medicazione a pressione. Un esempio di una situazione in cui potrebbe essere necessario un laccio emostatico sarebbe una lacerazione di un'arteria (ad esempio, femorale o brachiale) in una gamba o in un braccio.

- Un laccio emostatico deve essere usato solo per una emorragia arteriosa potenzialmente letale in un'estremità che non può essere controllata in nessun altro modo: amputazione di un braccio o una gamba.
- I lacci emostatici sono usati solo sulle estremità.

Laccio improvvisato

1. 1.Avvolgere un'ampia fascia intorno all'estremità, non sopra i vestiti, almeno da 2 "a 3" prossimale al sanguinamento e non sopra il gomito o il ginocchio.

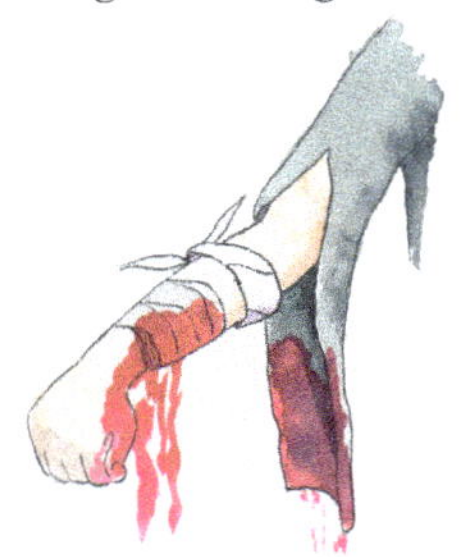

Posizionare il laccio sopra, o prossimale, alla lesione

2. Fai un nodo semplice nella fascia

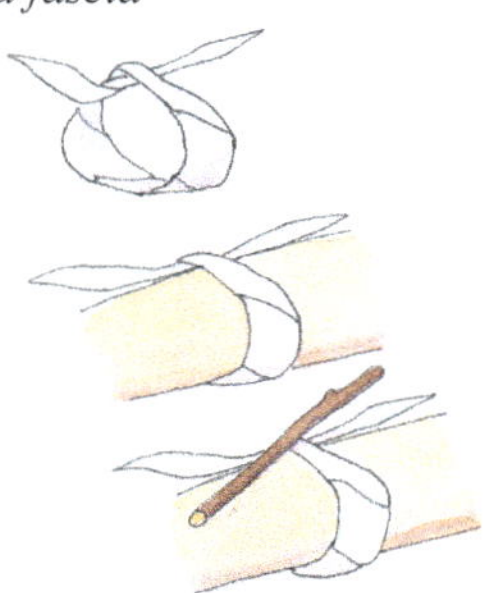

3. Posizionare un bastone da 15 cm o una barra sopra il nodo e legalo con un secondo nodo a protezione.

4. Uso del bastone come verricello, ruotalo per stringere la fascia.

5. Stringi il verricello fino a quando sia l'emorragia che il battito distale si sia fermato.

6. Fissa l'estremità libera del verricello in posizione con un'altra banda o nastro.

7. Scrivi una "T" maiuscola e l'ora di applicazione sulla fronte del paziente.

8. I Se possibile, fai un impacco freddo sull'estremità per aumentare la durata di sopravvivenza, proprio come in una amputazione.

9. Evacuazione immediata.

Deformità—ha lesioni o deformità evidenti?

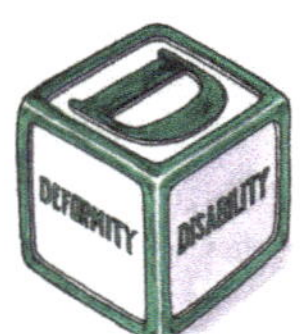

Guarda—vedi lesioni o deformità evidenti?

Ascolta—dove si lamenta per il dolore?

Senti—dove ha male? Mentre lo tocchi, sente dolore?

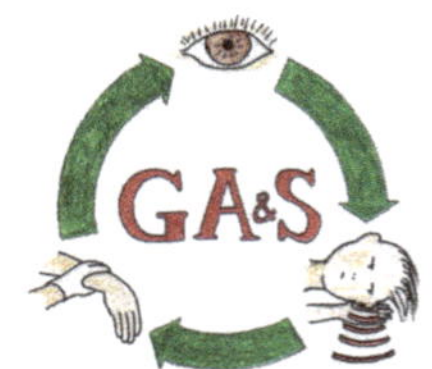

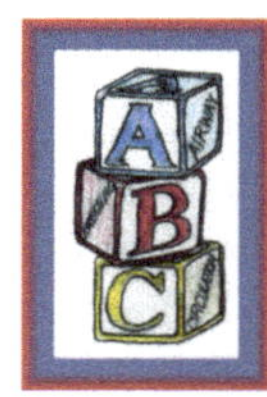

- Questo è indicato come un "controllo per settore (parti del corpo) ".

- Scansiona tutto il corpo alla ricerca di eventuali deformità evidenti come fratture angolate. Guarda se c'è qualcosa che fuoriesce dal corpo o qualcosa che è entrato nel corpo.

- Quindi esegui un controllo per settore palpando rapidamente le parti principali del corpo.

- Puoi comprimere delicatamente la testa, il collo, il torace, l'addome, il bacino e la parte superiore delle gambe, sentendo lesioni o risposta al dolore

- Se trovi lesioni, prenditi il tempo di ispezionare l'area per vedere se c'è qualcosa che devi trattare immediatamente.

Disabilità—il collo o la schiena sono a rischio di lesioni?

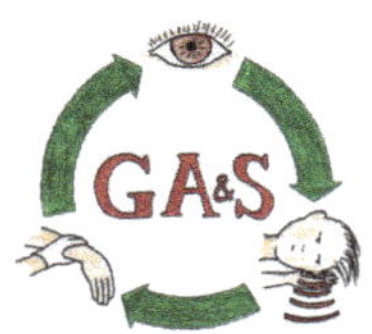

Guarda—qual era il meccanismo di lesione (MOI)? Può muovere le estremità?

Ascolta—si lamenta di dolori al collo o alla schiena?

Senti—ha una sensibilità normale alle estremità?

- Posizionati a fianco al paziente, mettigli una mano sulla fronte per tenere ferma la testa, oppure chiedi a qualcun altro di stabilizzare il rachide cervicale mentre continui la PAS *(Patient Assessment System = Sistema di Valutazione del Paziente)*.

- Se è incosciente, o se il meccanismo di lesione (MOI) indica possibili lesioni alla colonna vertebrale, continua a immobilizzare il collo e la schiena.

- Più tardi, dopo il completamento della PAS, riprenderai ad esaminare la colonna vertebrale per vedere se puoi lasciarla dalla immobilizzazione manuale o se devi continuare l'immobilizzazione della colonna vertebrale.

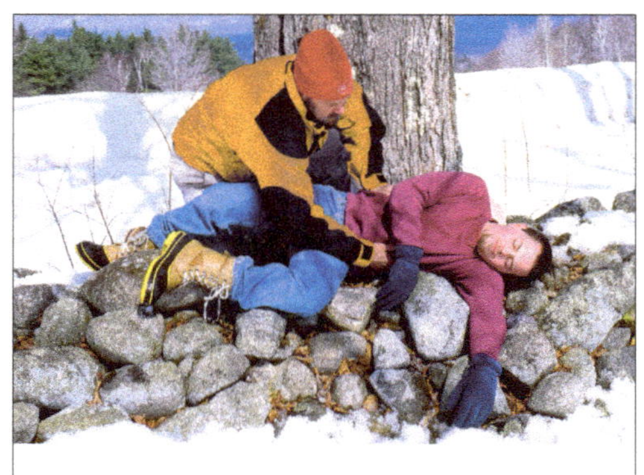

Eseguire un "controllo per settore" per verificare la presenza di sanguinamento.

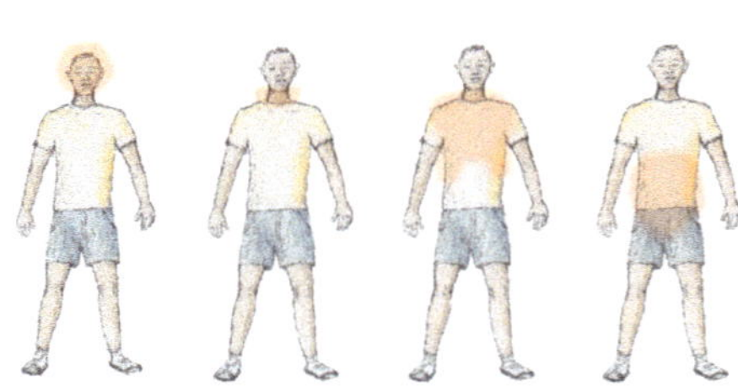

Controllo per settore

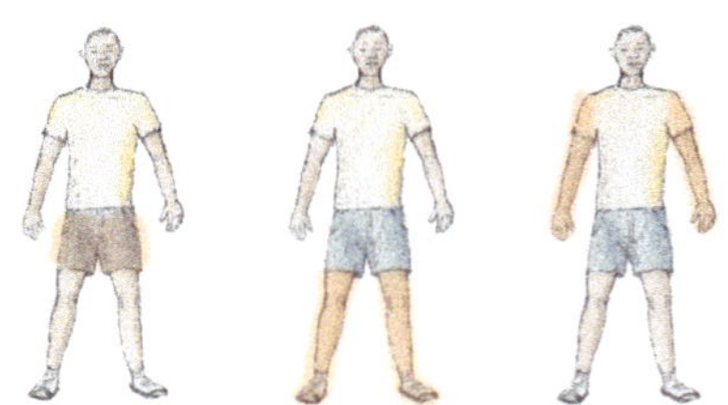

Ambiente: può rimanere dove si trova?

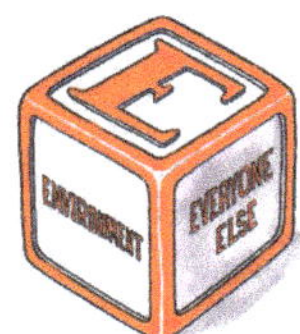

Guarda—dov'è sdraiato?

Ascolta—si lamenta di avere caldo, freddo o di essere bagnato?

Feel—la pelle è calda, secca, fredda o bagnata?

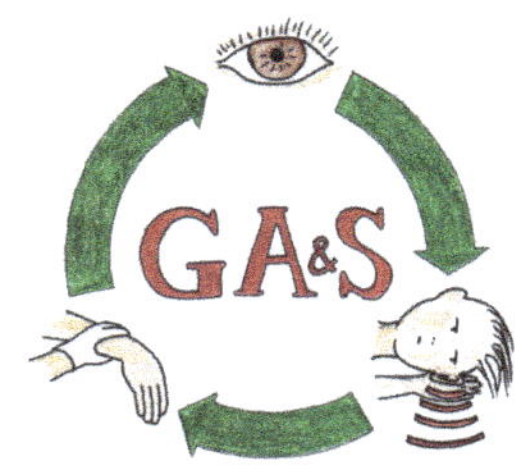

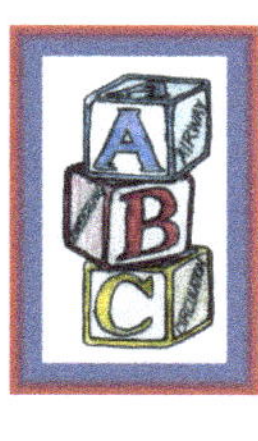

- Fin dal momento in cui arrivi di fianco del paziente, devi chiederti se può rimanere dove si trova o se è necessario spostarlo.

- Quando possibile, cerca di tenerlo fermo fino a quando non riesci a completare il PAS e hai idea di quali siano le lesioni.

- Tuttavia, non è sempre possibile e potrebbe essere necessario spostarlo senza conoscere l'entità delle lesioni.

- Se è necessario spostarlo, devi capire dove lo può fare in sicurezza.

- Mettilo il prima possibile su un tappetino o altro materiale morbido per proteggerlo dal terreno.

- Se necessario, circondalo con un isolamento caldo o mettilo all'ombra.

- Dovrai comunque sempre spostarlo in un rifugio per proteggerlo dalle intemperie.

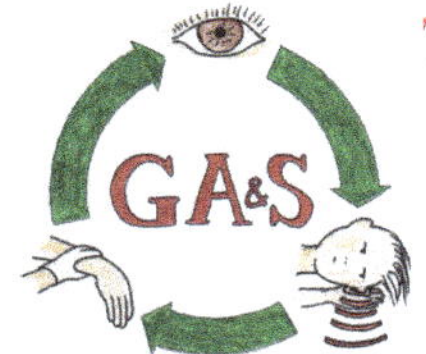

Tutti gli altri: come stanno tutti gli altri del gruppo?

Guarda—come appare il resto del gruppo?

Ascolta—qualcuno si lamenta che ha freddo, sono bagnati, hanno fame o sete?

Senti—qual è lo stato emotivo del gruppo?

- STOP considera l'intero gruppo.

- Come stanno tutti gli altri?

- Sono tutti caldi, asciutti e protetti dall'ambiente?

- Tieni tutti occupati.

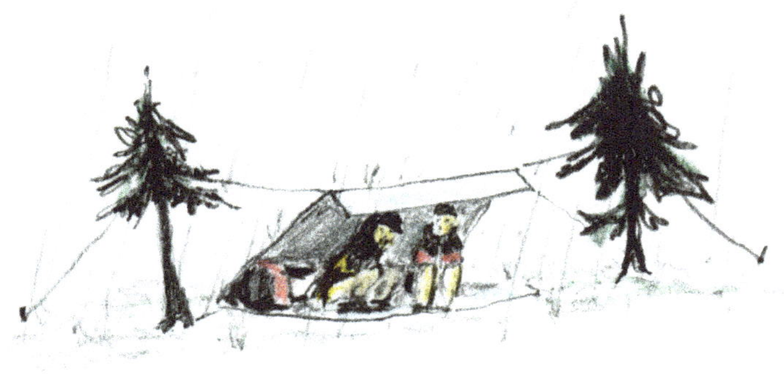

TERZO: STOP - VALUTAZIONE SECONDARIA - Storia della malattia presente, Segni vitali, Esame del paziente, AMPLE History, SOAP note

- Che cos'è successo? - Storia della malattia presente
- Sta bene? - Segni vitali
- Quali sono le sue lesioni? - Esame del paziente
- Qual è la storia medica passata? - AMPLE History
- Qual è il piano di cura del paziente? – SOAP note

Al completamento della valutazione della scena e della valutazione primaria, i problemi potenzialmente letali sono stati eliminati o gestiti. Ora hai il tempo per passare alla valutazione secondaria e rispondere alla domanda: "Quante sono le lesioni e problemi?"   Valutando i segni vitali, eseguendo un esame del paziente e completando l'AMPLE History, sarai in grado di determinare l'entità e la gravità delle lesioni o della malattia.

Storia della malattia presente:

- Insorgenza di lesioni o malattie
- Posizione del dolore o della lesione
- Qualità del dolore
- Quantità di dolore (0 = nessun dolore; 10 = massimo dolore)

Segni vitali

La capacità di una persona di prendere e utilizzare l'ossigeno (02) è la cosa più importante. La prima responsabilità è assicurarsi che la persona abbia le vie aeree aperte, stia respirando, abbia un polso e non stia sanguinando. Una volta stabilito questo, si misurano e si valutano i SEGNI VITALI dei principali sistemi del corpo al fine di determinare se una persona sta migliorando, è invariata o sta peggiorando a causa di lesioni, malattie o cure fornite.

Una persona può vivere:

- Settimane senza cibo.
- Giorni senza acqua.
- Ore in un ambiente duro senza riparo.
- Ma solo SEI MINUTI senza ossigeno.

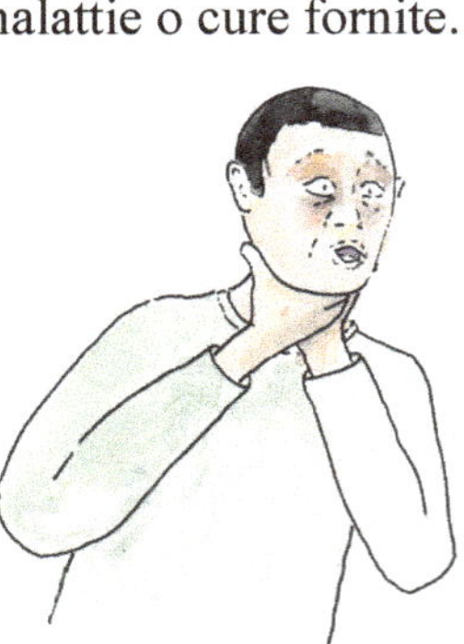

Cosa ti indicano i segni vitali:

- Quanto sta bene il tuo paziente in risposta alla lesione.
- Quanto è grave la lesione.

Cosa non ti indicano i segni vitali:

- Qual è la lesione specifica

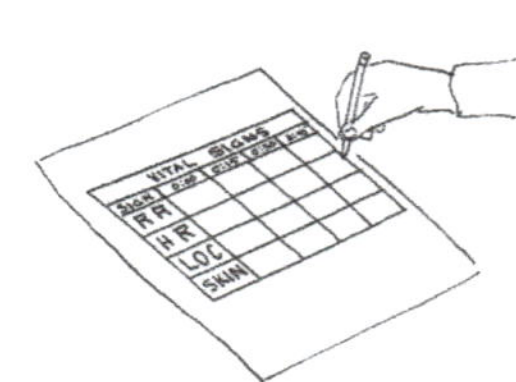

I segni vitali:

- Vanno verificati ogni 5-15 minuti.
- Ti danno un'idea nel tempo delle condizioni del paziente (migliora/peggiora).
- Ti danno la certezza che stai facendo il tuo lavoro e che il tuo paziente sta bene.

Segni vitali: gli apparati

Apparato respiratorio (vie aeree e polmoni)
Il sistema di scambio di ossigeno: "Inspiro aria buona e espiro aria cattiva

- Frequenza respiratoria: conta il numero di respiri al minuto - normale: 10-30 / minuto
- Sforzo respiratorio: Osserva; guardalo respirare - normale: nessuno sforzo
- Quanta fatica sta facendo per respirare?
- Chiedigli se si sente il fiato corto o ha difficoltà a respirare.

Sistema circolatorio (cuore, vasi sanguigni e sangue)
Trasporta l'ossigeno in ogni cellula del corpo:

- Frequenza cardiaca: controlla il polso radiale e conta la frequenza - normale: 50-100 battiti/minuto.
- Sforzo: puoi usare un bracciale per misurare la pressione sanguigna (PS) o semplicemente controllare i battiti - normale: tutti i battiti sono regolari.
    - Se reperisci il polso radiale, hai un PS minima di 90 mmHg, sufficiente per perfondere l'intero corpo.
    - Se reperisci il polso dell'arteria femorale, hai un PS minima di 70 mmHg, sufficiente per perfondere gli organi vitali e il cervello.
    - Se reperisci il polso dell'arteria carotide, c'è un PS minima di 60 mmHg, sufficiente per perfondere solo il cervello.

Sistema Nervoso Centrale (cervello e midollo spinale)
Utilizza l'ossigeno per sopravvivere e stabilisce il Livello di Coscienza (LOC).

- Monitora LOC con la scala AVPU: normale: sveglio, vigile, orientato x 3

Awake/Sveglio: cosciente: quanto è vigile? "Le luci sono accese, ma qualcuno è a casa?"
- Attento e Orientato tempo 1 (x1): **persona**: sa solo chi è (A&O x 1 = pessimo).
- Attento e Orientato x 2: **luogo**: sa chi è e dove si trova (A&O x 2 = buono).
- Attento e Orientato x 3: **tempo**: sa chi è, dove si trova, il giorno, la settimana e l'anno (A&O x 3 = ottimo).

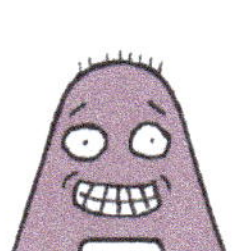

Verbal/Verbale: incosciente: risponde al suono? - "Ciao, hai bisogno di aiuto?"
- Parla con lui; reagisce all'ascolto del suo nome (tenta di parlare, facendo dei movimenti)?
- Segue semplici comandi (muove un arto, anche a scatto)?

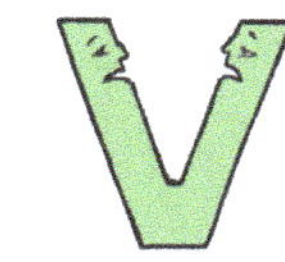

Painful/Dolore: incosciente: ma rispondono al dolore? - "La manovra è dolorosa".
- Una nocca strofinata sullo sterno suscita una risposta (tenta di parlare, gemito)?
- È una risposta appropriata al dolore?

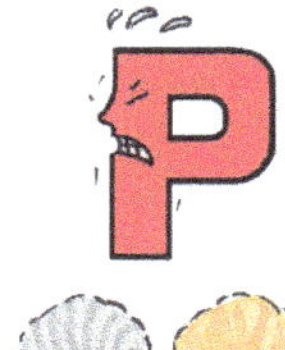
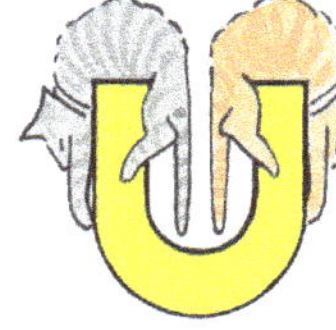

Unresponsive/Incosciente: incosciente.
- in coma. "Nessuna risposta."
- Nessuna risposta a stimoli verbali o dolorosi.

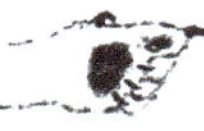

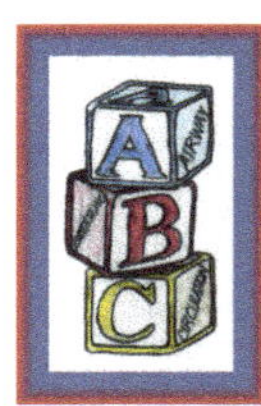

Sistema tegumentario (pelle):

Il più grande organo del corpo umano, responsabile della termoregolazione. Se c'è carenza di ossigeno, il cervello darà una sua priorità vaso costringendo la circolazione periferica della pelle, deviando il sangue agli organi vitali.

Colore della pelle: *varia a seconda dell'individuo e della razza.*

- C'è perfusione di sangue sulla pelle?
- Controlla la ricarica capillare.
- Guarda le aree non pigmentate del corpo: i letti ungueali, sotto le palpebre, in bocca.

Temperatura della pelle e umidità: non troppo caldo, non troppo freddo.

- Tocca la pelle sull'addome e nell'ascella.
- Sono caldi o freddi al tatto? Sono asciutti, bagnati o sudati?

TABELLA SEGNI VITALI NORMALI				
Segni vitali	**Tempo (0:00)**	**Tempo (0:15)**	**Tempo (0:30)**	**Tempo (0:45)**
FR & Sforzo	16—nessuno sforzo	12—nessuno sforzo	12—nessuno sforzo	12—nessuno sforzo
FC & Sforzo (PS di palp)	80 + polso radiale	72 + polso radiale	60 + polso radiale	60 + polso radiale
LOC	A&O x 3	A&O x 3	A&O x 3	A&O x 3
Pelle	caldo e umido	caldo e umido	caldo e umido	caldo e umido

Registra ciò che hai rilevato utilizzando il protocollo chiamato nota SOAP.

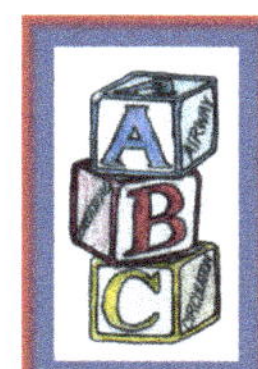

S indica le informazioni "soggettive" (ciò che il paziente ti dice)

O indica le informazioni "oggettive" (ciò che osservi o trovi)

A indica la tua valutazione, ciò che hai riscontrato nel paziente o quello che sospetti (es. fratture, ictus).

P indica il tuo piano per affrontare ciò che hai riscontrato in A.

Maggiori informazioni sulla nota SOAP più avanti ...

I segni vitali sono elencati sotto "O" con risultati oggettivi.

La chiave è di ricordare che una serie di segni vitali non ti dice nulla. I segni vitali presi a intervalli nel tempo ti dicono se le condizioni dei pazienti stanno migliorando, peggiorando o sono stabili.

Un esempio di come potrebbe apparire una nota SOAP.

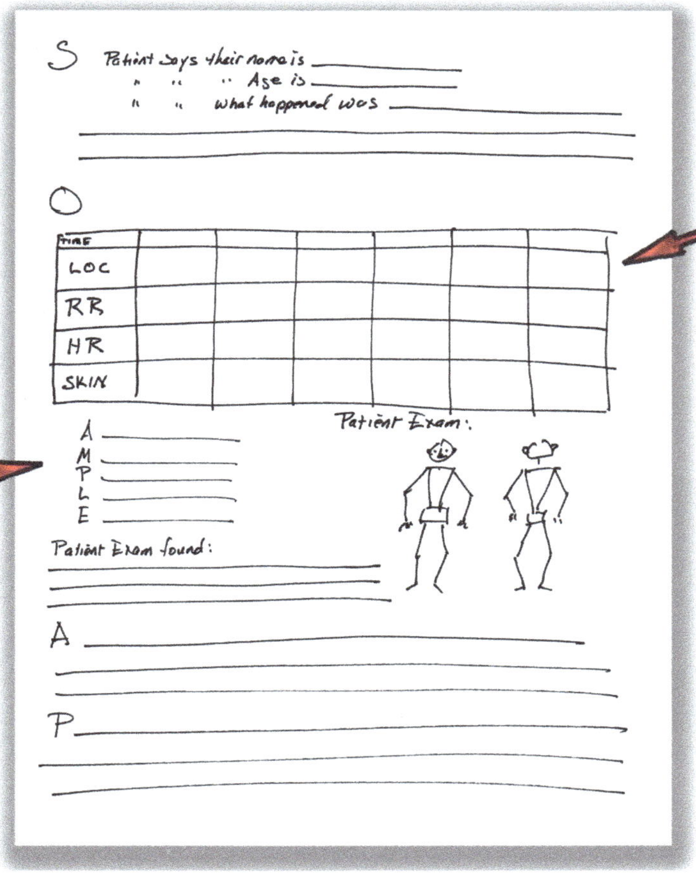

I segni vitali vanno indicati nelle informazioni "Oggettive".

Compilare AMPLE per valutazione successiva, ciò che è importante è ottenere dei parametri accurati dei segni vitali.

Esame del paziente: i principi di una ricerca approfondita dei problemi

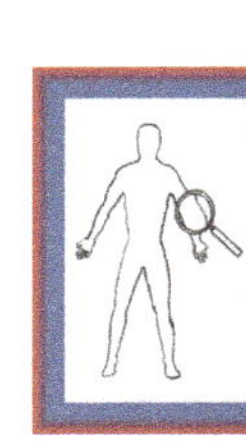

- Esame pratico dalla testa ai piedi per individuare le lesioni.
- Fatto più o meno come un buon massaggio.
- L'esame testa-piedi completo lo fa solo una persona.
- Inizia dalla testa; poi: collo-petto-addome-gambe-braccia-schiena.
- Parla con il paziente; spiega cosa stai facendo.
- Se si lamenta del dolore, chiedigli dove ha male.
- Evita i movimenti non necessari.
- Storia della malattia presente: ottieni una storia approfondita di ciò che è accaduto.

Principi dell'esame del paziente: stai cercando di scoprire tutte le possibili lesioni attraverso:

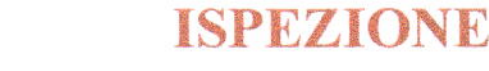

ISPEZIONE: Cerca emorragie e ferite, oggetti conficcati, deformità.

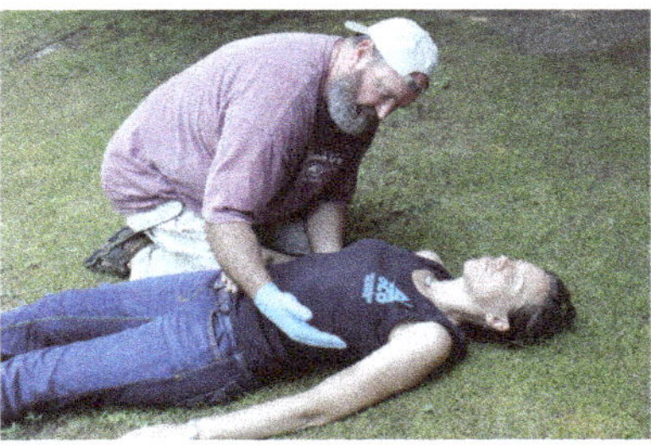

CIRCOLAZIONE: Ricerca su tutte le quattro estremità se ci sono reazioni.

C

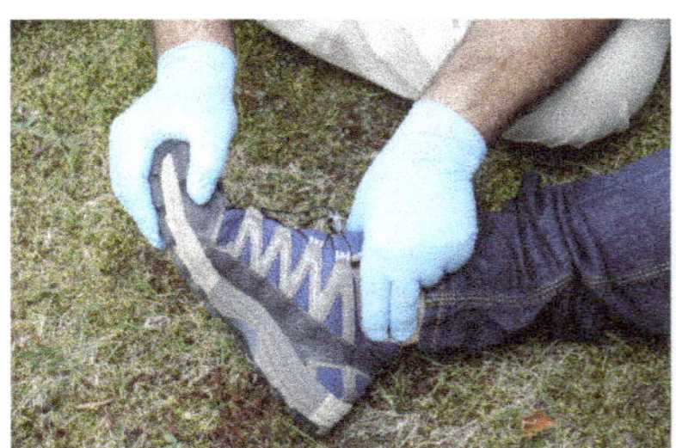

CONFRONTO: Controlla la simmetria delle parti del corpo.

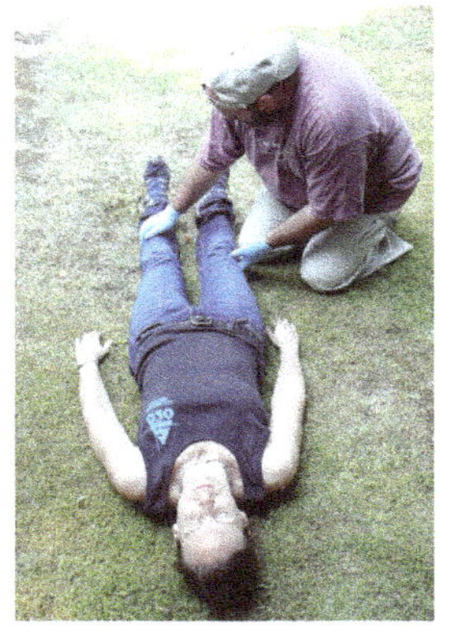

SENSAZIONE: Controllatutte e quattro le estremità per sensazione.

S

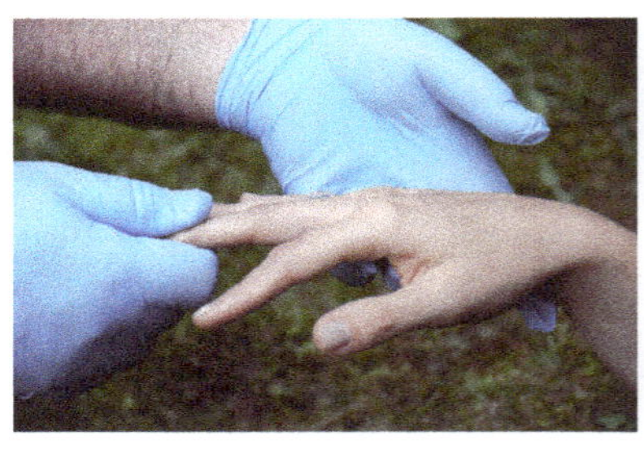

PALPAZIONE: Se c'è gonfiore nei muscoli, nelle ossa, o Giunture?

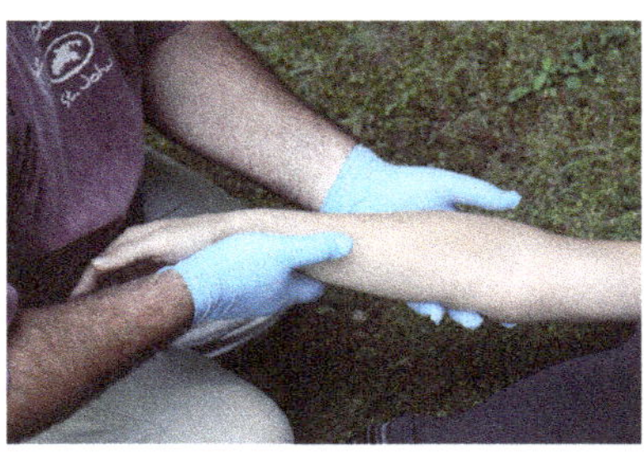

MOVIMENTO: Controlla tutti gli arti per verificare i movimenti.

M

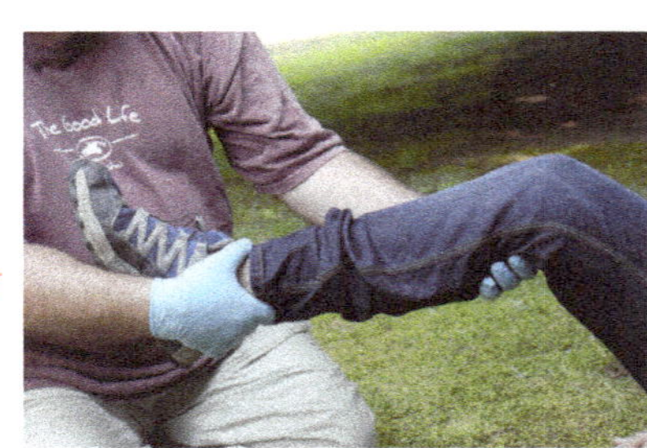

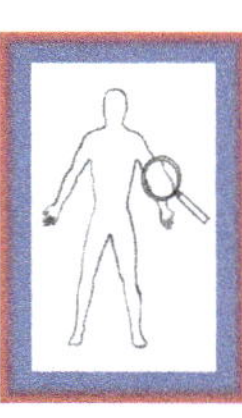

TESTA: Ispeziona il cuoio capelluto, viso, occhi, naso, bocca, orecchie.

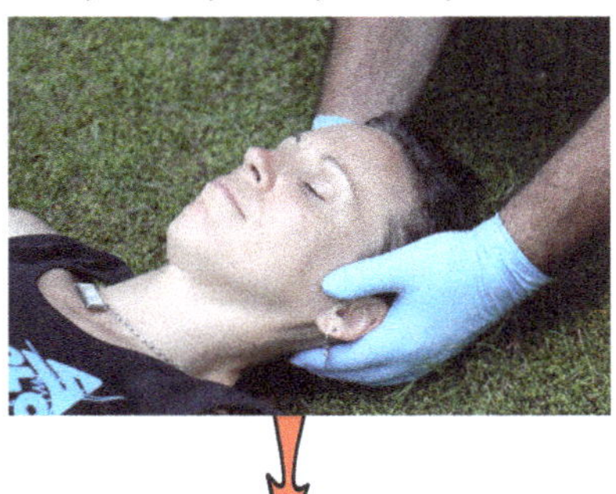

COLLO: Palpa il rachide cervicale, ispeziona la trachea.

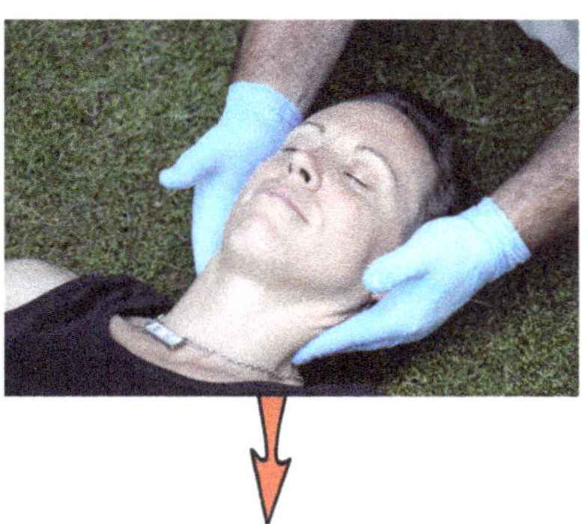

PETTO: Palpa le clavicole, la spalla e comprimi la gabbia toracica.

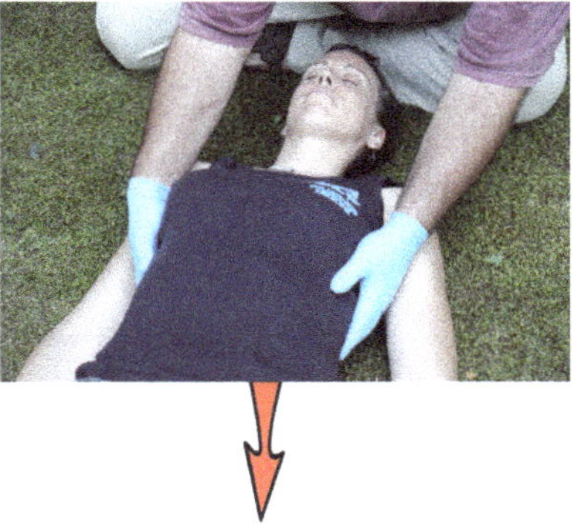

ADDOME: Comprimi l'addome al centro.

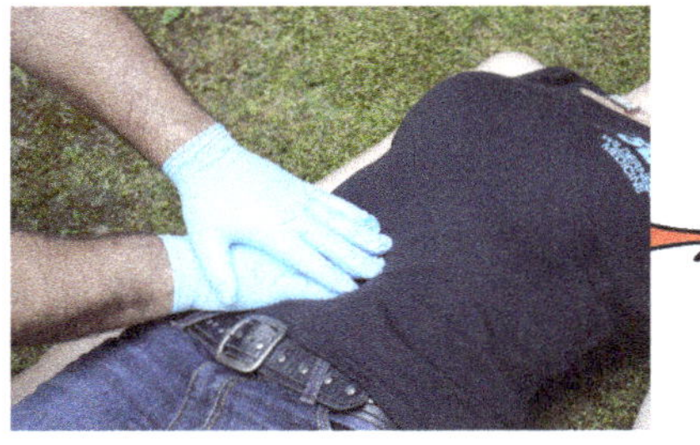

BACINO: Comprimi il bacino davanti, dietro e lateralmente.

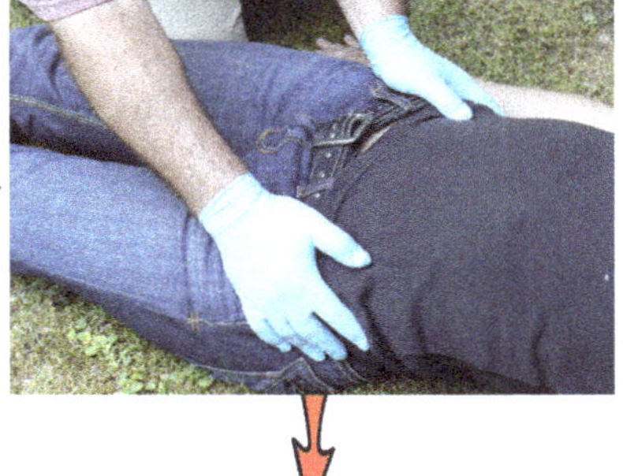

GAMBE: P Palpa i muscoli e chiedigli di flettere le articolazioni.

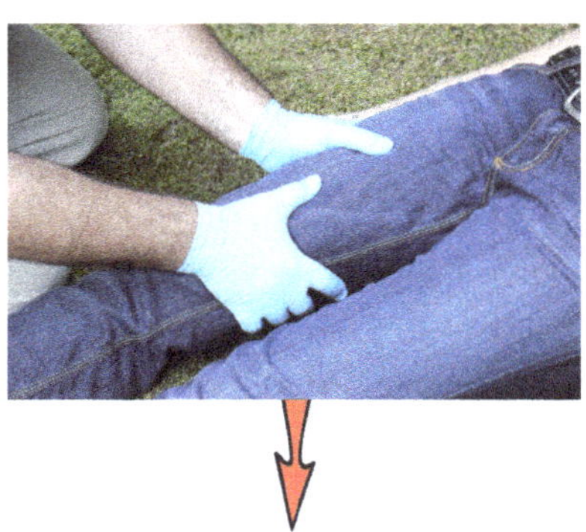

BRACCIA: Palpa i muscoli e chiedigli di flettere le articolazioni.

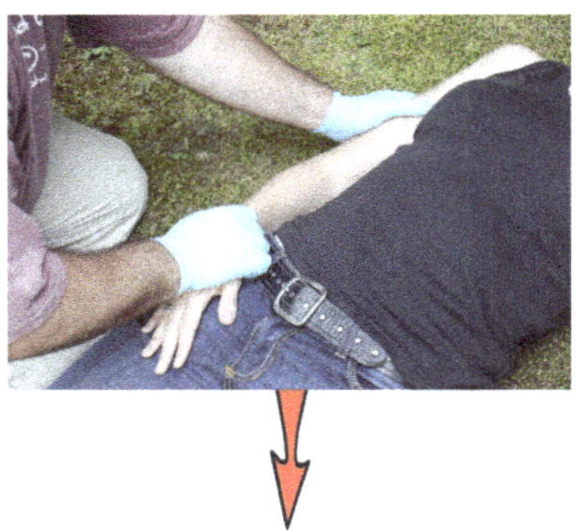

INDIETRO: Palpa su tutta la lunghezza della schiena.

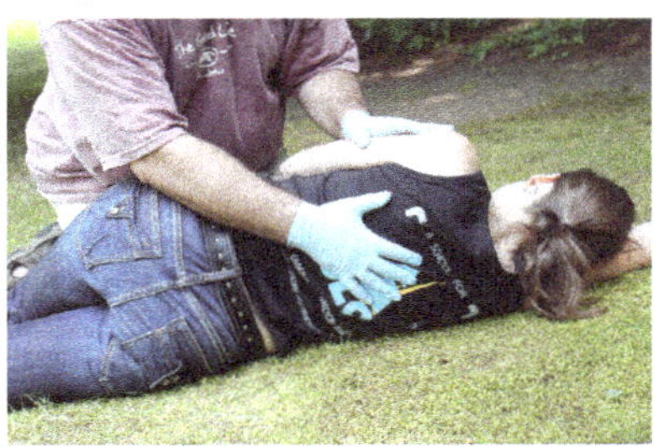

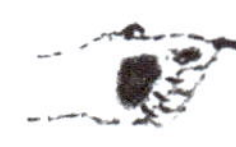

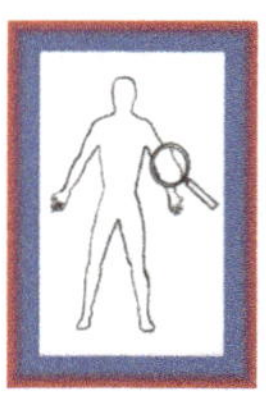

AMPLE Storia

Tutti hanno una storia medica passata di cui gli altri potrebbero non essere a conoscenza. Questa storia medica può essere molto importante e può essere un fattore che può influenzare la richiesta di un'assistenza medica adeguata. Usa il metodo molto memonico AMPLE per ricordati le domande appropriate da porre ai tuoi pazienti sulla loro storia medica.

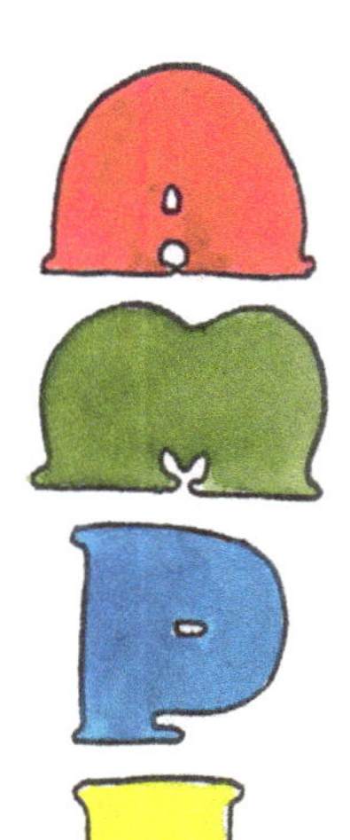

Allergie
- Ai farmaci, alimenti, insetti, ecc.
- Cosa succede e come viene trattato?

Farmaci
- Quali farmaci sta assumendo (sia con prescrizione che da banco)?
- Ha preso le sue medicine oggi? Quando e quanto?

Infortunio o malattia precedente
- Qualche infortunio o malattia recente o passata che potrebbe contribuire al problema attuale?

Ultimo pasto ed evacuazione
- Quando è stata l'ultima volta che ha mangiato o bevuto?
- Cosa ha mangiato e bevevano?
- Quando è stata l'ultima evacuazione o quando ha avuto un movimento intestinale?

Eventi che hanno portato alla crisi
- Cosa ha portato alla crisi o cosa si è verificato poco prima dell'evento critico?

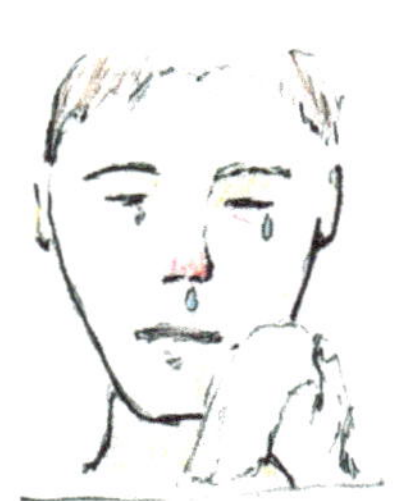

Allergie?

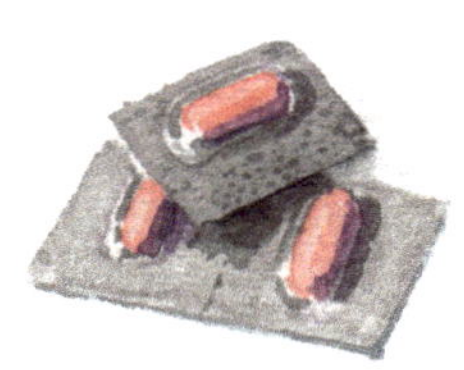

Farmaci?

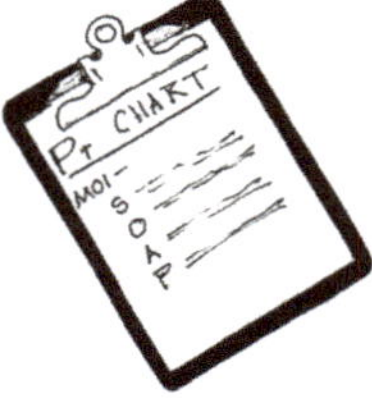

Storia?

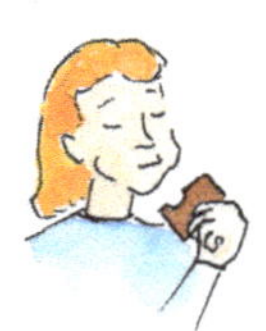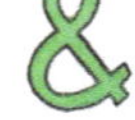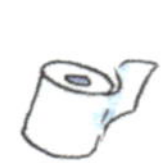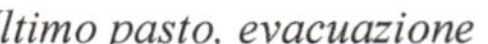

Ultimo pasto, evacuazione

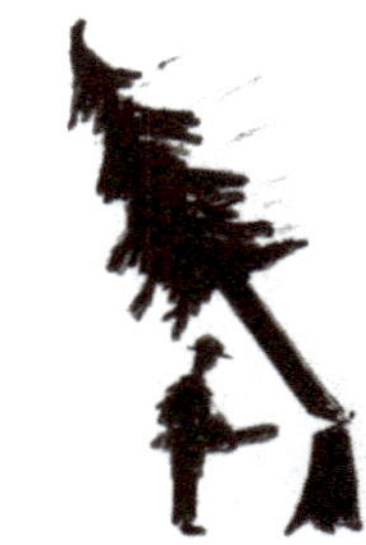

Cosa è successo??

NOTA SOAP note

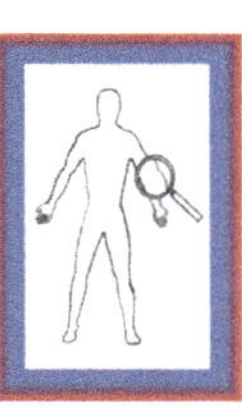

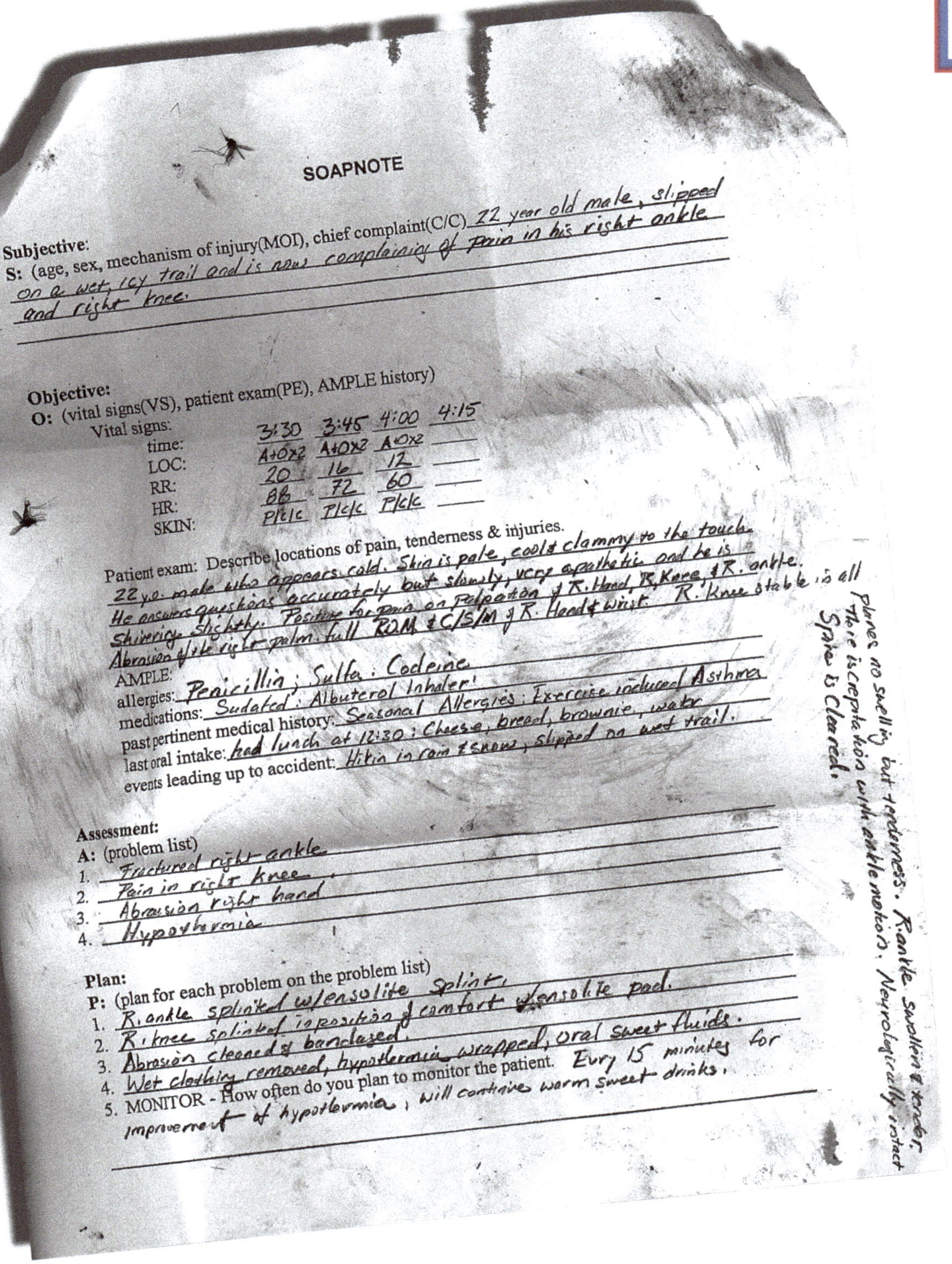

SOAPNOTE

Subjective:
S: (age, sex, mechanism of injury(MOI), chief complaint(C/C) _22 year old male, slipped_
on a wet, icy trail and is now complaining of pain in his right ankle
and right knee.

Objective:
O: (vital signs(VS), patient exam(PE), AMPLE history)
Vital signs:

time:	3:30	3:45	4:00	4:15
LOC:	A+Ox2	A+Ox2	A+Ox2	
RR:	20	16	12	
HR:	88	72	60	
SKIN:	P/c/c	P/c/c	P/c/c	

Patient exam: Describe locations of pain, tenderness & injuries.
22 y.o. male who appears cold. Skin is pale, cool & clammy to the touch.
He answers questions accurately but slowly, very apathetic and he is
shivering slightly. Positive for pain on Palpation of R. Hand, R. Knee, & R. ankle.
Abrasion of the right palm. full ROM & C/S/M of R. Hand & Wrist.   R. Knee stable, is all
planes no swelling but tenderness. R. ankle swelling & tender, There is crepitation with ankle motion; Neurologically intact. Spine is Cleared.

AMPLE:
allergies: _Penicillin; Sulfa; Codeine_
medications: _Sudafed; Albuterol Inhaler!_
past pertinent medical history: _Seasonal Allergies; Exercise induced Asthma_
last oral intake: _had lunch at 12:30: Cheese, bread, brownie, water_
events leading up to accident: _Hikin in rain & snow, slipped on wet trail._

Assessment:
A: (problem list)
1. _Fractured right ankle_
2. _Pain in right knee_
3. _Abrasion right hand_
4. _Hypothermia_

Plan:
P: (plan for each problem on the problem list)
1. _R. ankle splinted w/ensolite Splint._
2. _R. knee splinted in position of comfort w/ensolite pad._
3. _Abrasion cleaned & bandaged._
4. _Wet clothing removed, hypothermia wrapped, oral sweet fluids._
5. MONITOR - How often do you plan to monitor the patient. _Every 15 minutes for_
improvement of hypothermia, will continue warm sweet drinks.

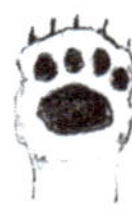

CHECK LIST VALUTAZIONE DEL PAZIENTE

VALUTAZIONE DELLA SCENA

- La SCENA è SICURA?
- Il PAZIENTE è SICURO?
- ISC?

INDAGINE PRIMARIA:

- Il paziente è COSCIENTE?
- C'è pervietà VIE AEREE?
- Respira?
- Sta SANGUINANDO?
- Ha un POLSO?
- Ci sono lesioni gravi nel TESTA PIEDI?
- Deve essere SPOSTATO?
- Deve essere messo supino?
- Ha bisogno di protezione dall'AMBIENTE?

INDAGINE SECONDARIA — SEGNI VITALI:

- Qual è la sua FREQUENZA RESPIRATORIA e lo SFORZO?
- Qual è la sua FREQUENZA CARDIACA e lo SFORZO?
- Qual è il suo LIVELLO DI COSCIENZA?
- Qual è il suo COLORE DELLA PELLE, TEMPERATURA E UMIDITÀ?

INDAGINE SECONDARIA - ESAME DEL PAZIENTE

- [ ] TESTA—cuoio capelluto, viso, occhi, naso, bocca

- [ ] COLLO—colonna vertebrale, trachea

- [ ] PETTO—clavicole, spalle, costole

- [ ] ADDOME—comprimi l'addome

- [ ] BACINO—comprimi il bacino, anteriori /posteriori e laterali

- [ ] GAMBE—circolazione, sensazione e movimento

- [ ] BRACCIA—circolazione, sensazione e movimento

- [ ] SCHIENA—girare e palpare su tutta la lunghezza della colonna vertebrale

INDAGINE SECONDARIA — AMPLE HISTORY:

- [ ] ALLERGIA—allergia a farmaci, alimenti, insetti, ecc.

- [ ] MEDICINE—farmaci da banco e con prescrizione

- [ ] PRECEDENTE—significativa storia medica passata, interventi chirurgici, ecc.

- [ ] ULTIMA—ultimo pasto e ultima evacuazione

- [ ] EVENTO: eventi che hanno portato a questa crisi

SOAPNOTE- REGISTRA INFORMAZIONI VITALI: VALUTAZIONE CONTINUA

- [ ] Registra i dati del paziente..

- [ ] Re-SOAP ogni 15 minuti.

QUARTO: STOP—Soccorso—come ottenere aiuto

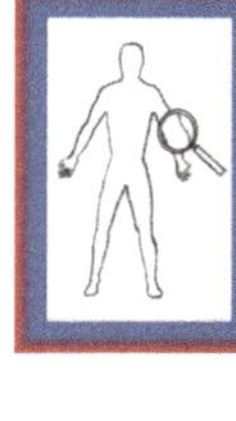

Il sistema di valutazione del paziente è stato completato. Ora abbina le condizioni del paziente
con quelle del gruppo e determina se hai bisogno dell'aiuto dei soccorritori.

Condizioni del paziente:

- Monitora continuamente le condizioni del paziente.
- Re-SOAP ogni 15 minuti.

    S: ha fame, sete, dolore, bisogno di andare in bagno?

    O: prendi e registra i dati completi dei segni vitali, controlla tutte le stecche e le bende per la circolazione..

    A: La valutazione è la stessa?

    P: Il piano è lo stesso?

Condizioni del gruppo:

- Le persone del gruppo stanno bene: sono affamati, assetati, ansiosi?
- Quanto è preparato il gruppo a rimanere fermo e a bivaccare?

Decisioni:

- Hai bisogno di ospedalizzare il paziente o potete continuare
- Se è necessaria l'ospedalizzazione, manda a chiedere aiuto.
- In attesa del salvataggio, costruisci un bivacco.

Invio di aiuto:

- Invia due persone veloci, se possibile.
- Invia una nota SOAP con il paziente.
- Invia un elenco del gruppo rimanente e come sono preparati a bivaccare.
- Invia una mappa con la tua posizione esatta e l'ora.

In attesa dell'arrivo dei soccorsi:

- Mantieni alto il morale, sii positivo, rassicura e assicurati che tutti abbiano qualcosa da fare.
- Produci luce e calore; costruisci un fuoco, mantieni tutti caldi e asciutti.
- Allargatevi e rendetevi facilmente individuabili.
- Monitora continuamente il tuo paziente e gli altri membri del tuo gruppo.

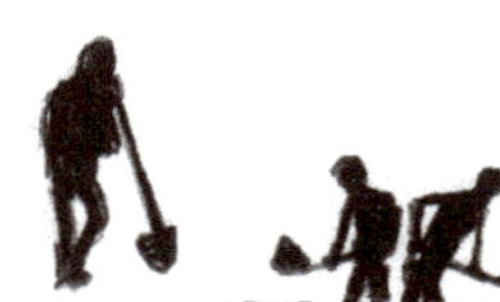

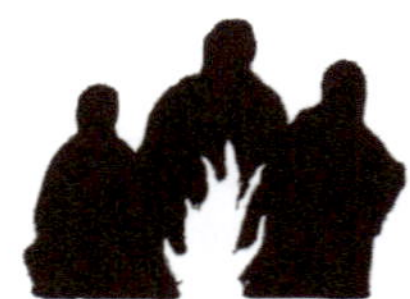

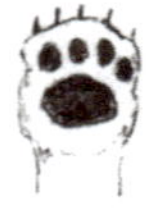

TECNICHE DI SOLLEVAMENTO E SPOSTAMENTO DEL PAZIENTE

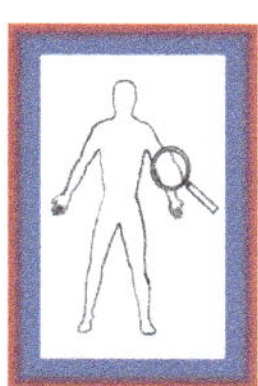

Quando si verifica un infortunio, è importante tenere il ferito sdraiato, poiché potrebbe non sapere quanto è grave la ferita.

Il primo elemento dell'assistenza al paziente è il sollevamento o lo spostamento in sicurezza del paziente in un altro luogo. Questo per proteggere il paziente da ulteriori danni o per proteggerlo dall'ambiente. Questo può avvenire in qualsiasi momento durante la Valutazione iniziale, primaria o secondaria.

 È in pericolo immediato di caduta di rocce, caduta di ghiaccio, valanga, ecc.?

 È sdraiato nell'acqua?

 È sdraiato su terreno ghiacciato o neve?

 È sdraiato su rocce frastagliate affilate o altri detriti?

 È generalmente in pericolo?

Se il tuo paziente è in pericolo, anche tu sei in pericolo. Una vittima è sufficiente.

Quando possibile, prova a eseguire un esame del paziente o un controllo TESTA PIEDI prima di spostare il paziente in modo da avere un'idea di quali siano le lesioni..

Precauzioni di sicurezza personale:

 Conosci la tua forza e i tuoi limiti fisici.

 Lavorare insieme: mettete quante più mani possibili sul paziente; molte mani fanno un lavoro leggero.

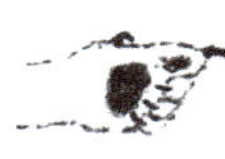

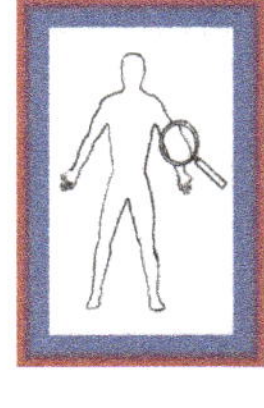

Evita di far male alle persone quando le sposti...

È sempre sicuro spostare qualcuno dalla posizione in qui si trova

... ma

Evitare la flessione della testa e del collo.

- M Puoi spostare la testa e il collo in posizione neutra, ma non flettersi in avanti. Evitare la rotazione del bacino fuori allineamento con le spalle.

- Puoi allineare le spalle e il bacino, ma non ruotarli fuori allineamento.

POSIZIONI:

SUPINO: Sdraiato sulla schiena.

PRONO: Sdraiato sul petto e sullo stomaco.

POSIZIONE LATERALE DI SICUREZZA: posizione prona 3/4 utilizzata per mantenere le vie aeree.

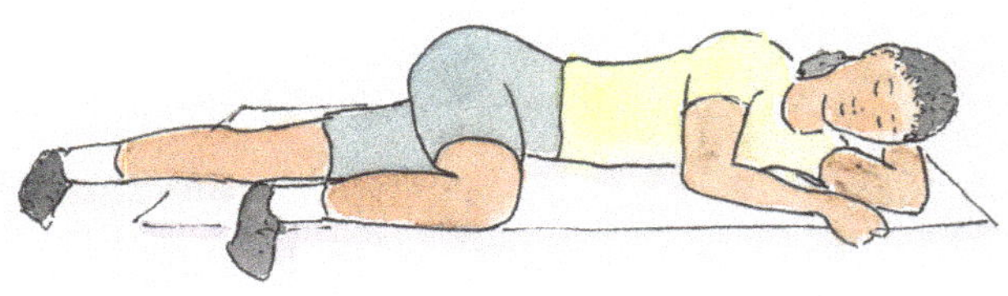

Supino   *Prono*

Posizione laterale di sicurezza.

Durante il sollevamento, utilizzare la posizione corretta del corpo:

- Solleva con le gambe.
- Tieni la schiena dritta e il sedere verso il basso.
- Cerca di non sbilanciarti o torcerti.
- Mantieni il peso il più vicino possibile al tuo corpo.
- Usa supporti come coperte, antipioggia o tappetini.

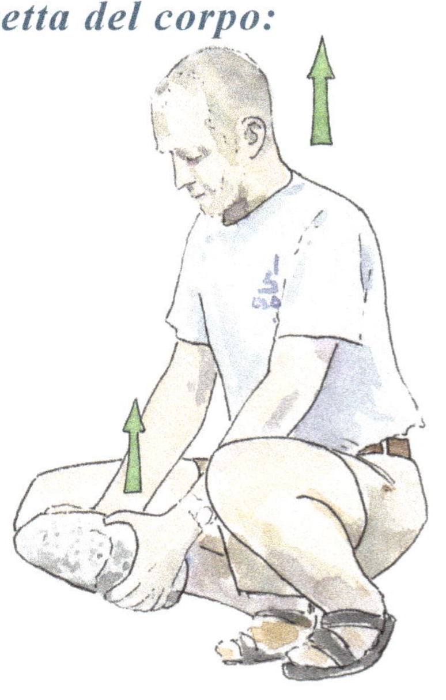

Sollevare sempre correttamente.

SOLLEVAMENTO E SPOSTAMENTO:

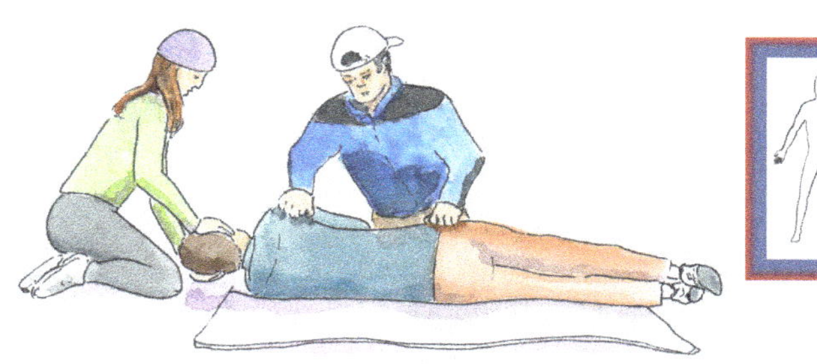
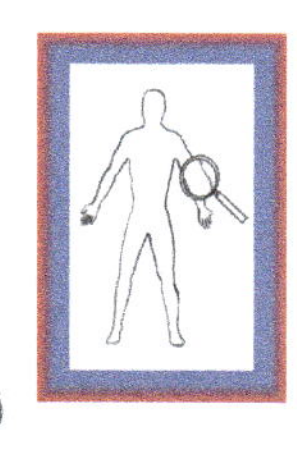

LOG ROLL: Mantenendo la testa, le spalle e il bacino in linea, far rotolare il paziente su un fianco.

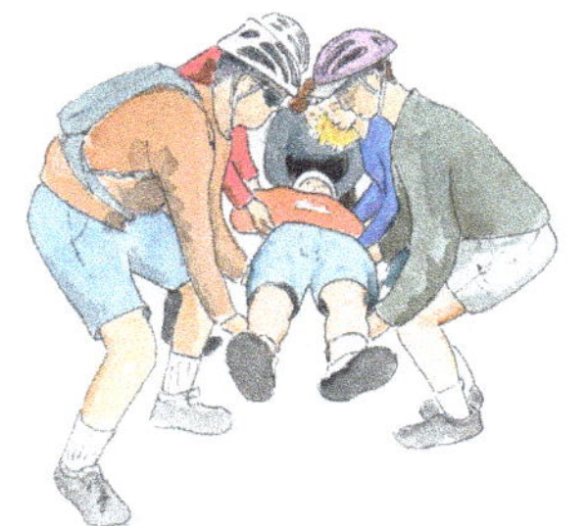

MUOVITI COME UN'UNITÀ: Con più mani coinvolte, muovi il paziente come se fosse congelato e rigido

TRASCINAMENTO: Trascinalo per i vestiti o su un tappeto.

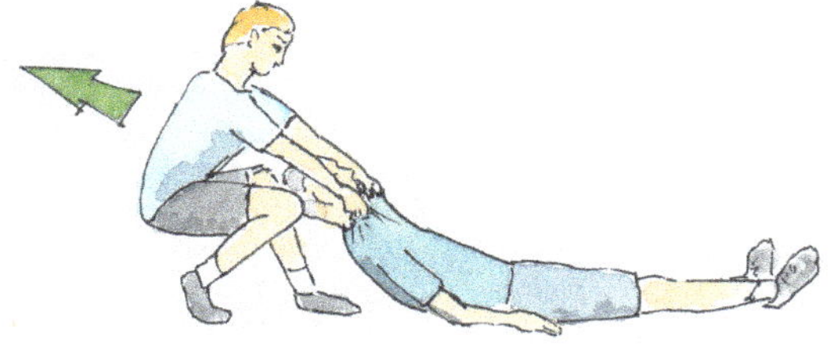
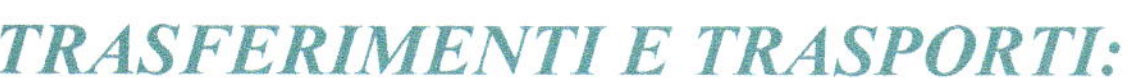
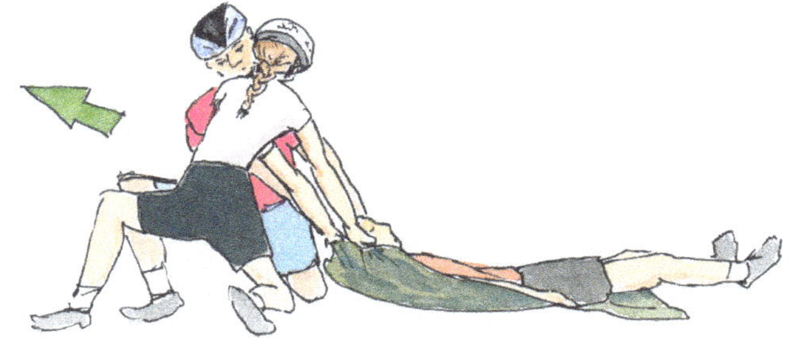

TRASFERIMENTI E TRASPORTI:

A due o più mani per raccoglierlo e camminare:

UNA PERSONA: Rotolarlo su un tappeto per trascinarlo.

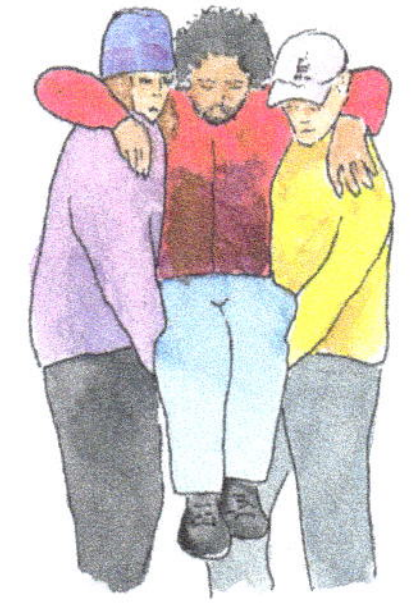

TWO-PERSON: possono essere in grado di trasportarlo o trascinarlo.

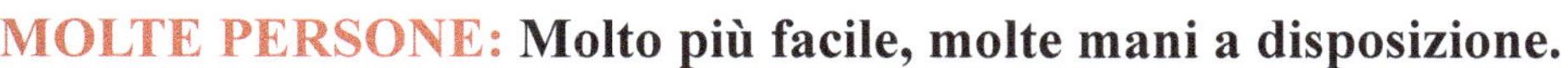

MOLTE PERSONE: Molto più facile, molte mani a disposizione.

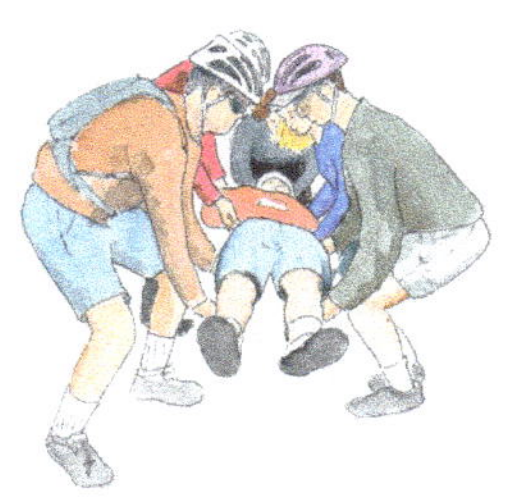
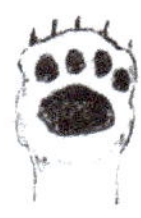

SHOCK

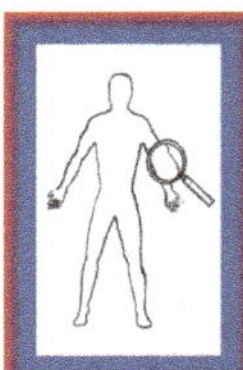

Una condizione in cui il sistema cardiovascolare non riesce a fornire una circolazione sufficiente ad ogni parte del corpo che causa ai tessuti una sofferenza per mancanza di ossigeno.

Il SISTEMA CARDIOVASCOLARE è composto da:

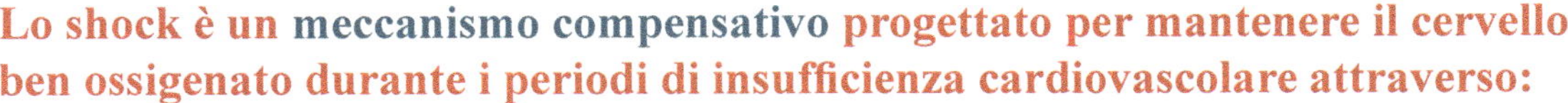

- Cuore: pompa il sangue.
- Vasi sanguigni: trasportano e distribuiscono il sangue.
- Sangue: trasporta l'ossigeno.

Lo shock è un meccanismo compensativo progettato per mantenere il cervello ben ossigenato durante i periodi di insufficienza cardiovascolare attraverso:

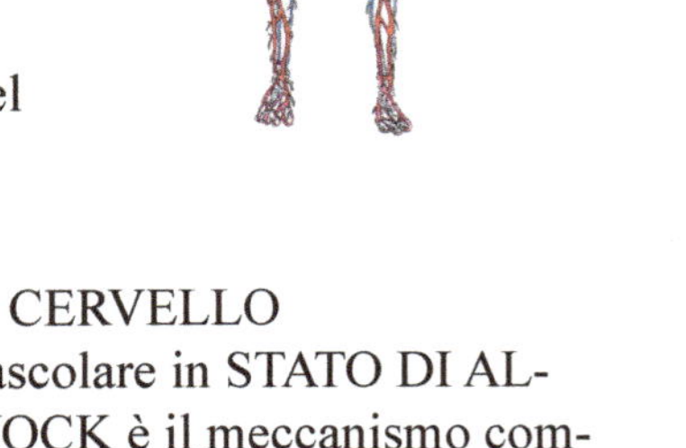

- Vasocostrizione della circolazione periferica, accumulo del sangue nel nucleo del corpo,
- Aumentando la frequenza cardiaca, che invia più sangue al cervello, e
- Aumento della frequenza respiratoria per massimizzare la quantità di ossigeno nel sangue.

- Questi MECCANISMI COMPENSATORI si verificano ogni volta che il CERVELLO riceve una minaccia o una crisi, reale o meno, e mette il sistema cardiovascolare in STATO DI AL-LERTA. Lo STATO DI ALLERTA è transitorio e auto-correttivo. Lo SHOCK è il meccanismo compensativo causato dal fallimento del sistema cardiovascolare nel suo sforzo di mantenere la circolazione e quindi l'ossigeno al cervello.

- Nello SHOCK il meccanismo compensativo dà priorità al flusso sanguigno al cuore, ai polmoni e al cervello. Gli unici altri organi coinvolti sono il fegato e i reni.

- Una volta che le lesioni sono state adeguatamente trattate, la condizione di shock o lo stato di allerta dovrebbero cessare e i segni vitali tornare alla normalità. In caso contrario, la persona è in stato di shock potenzialmente letale.

- Inizialmente lo stato di shock è una condizione salvavita che preserva il flusso di sangue al cervello, ma lo SHOCK UCCIDE se continua troppo a lungo. Devi trovare la causa scatenante.

Cause di shock:

- IPOVOLEMICO: **BASSO VOLUME** causato dalla diminuzione del volume del sangue a causa di una perdita di sangue o disidratazione da sudorazione, diarrea, vomito o ustione.
- CARDIOGENO: **BASSO FLUSSO** causato da un guasto della pompa, cioè un infarto.
- NEUROGENO: **BASSA PRESSIONE** causata da vasodilatazione, una perdita di tono vascolare, che si traduce in un aumento dello spazio vascolare. Causato da una lesione del midollo spinale, una reazione allergica acuta o un'infezione sistemica pericolosa per la vita, "avvelenamento del sangue" o shock settico.

SEGNI E SINTOMI

Gli individui sotto shock non sono del tutto "presenti".

- Sono "distanti".
- Fissano lo spazio o possono essere incoscienti.
- Potrebbero non sapere che sei presente.
- Potrebbero non sentire dolore o rispondere al dolore.
- Possono avere una lieve ferita o una ferita evidente ma che ignorano.
- Possono provare a camminare su una gamba rotta o usare un braccio rotto.
- Non hanno idea quanto gravemente sono feriti.
- Possono avere senso di svenimento imminente.

- LOC: irrequieto, ansioso, può essere disorientato,
- FR: rapida e poco profonda (aumento della frequenza respiratoria, più ossigeno),
- FC: rapida e debole e filiforme (aumento della frequenza cardiaca, per fornire più sangue al cervello),
- PELLE: pallida, fredda, umida (a causa della vasocostrizione dei capillari nella pelle),
- Può collassare; avere nausea e vomitare.

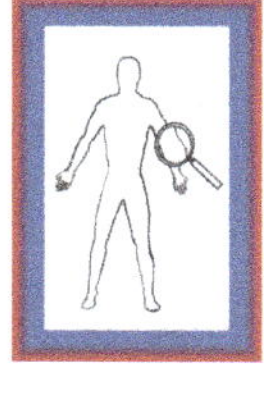

CURA & TRATTAMENTO:

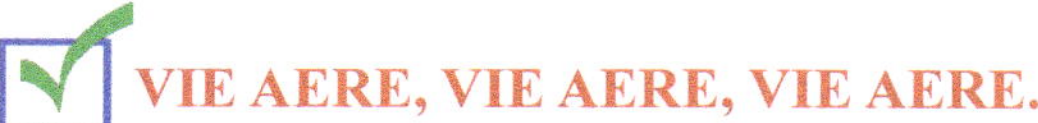

- ✔ **VIE AERE, VIE AERE, VIE AERE.**

- ✔ Controlla il **SANGUINAMENTO** per ridurre al minimo la perdita di sangue.

- ✔ **TROVA E TRATTA LA CAUSA SCATENANTE.**

- ✔ Tratta tutte le lesioni per ridurre al minimo il dolore.

- ✔ Tienilo sdraiato in una posizione di comfort; solleva le gambe.

- ✔ Proteggilo dall'ambiente; mantienigli la temperatura corporea.

- ✔ TABELLA SEGNI VITALI

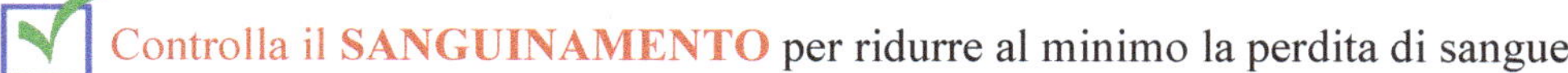

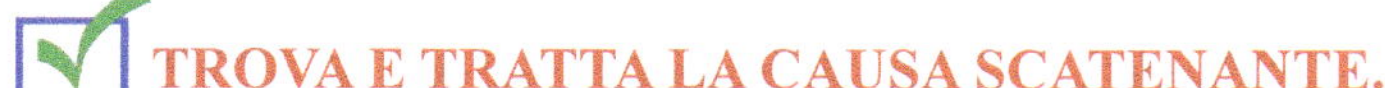

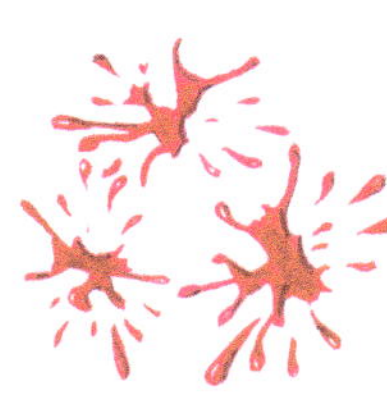

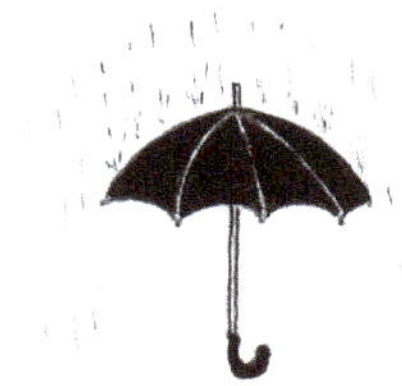

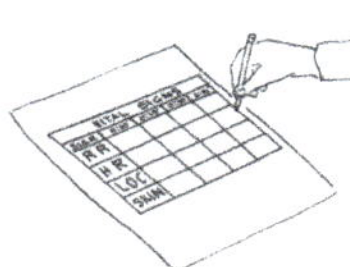

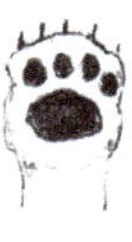

TABELLA SEGNI VITALI

Segno vitale	Tempo (0:00)	Tempo (0:15)	Tempo (0:30)	Tempo (0:45)
FR & Sforzo	16—nessuno sforzo	12—nessuno sforzo	12—nessuno sforzo	12—nessuno sforzo
FC & Sforzo (BP di palp)	80 + impulso radiale	72 + impulso radiale	60 + impulso radiale	60 + impulso radiale
LOC	A&O x 3	A&O x 3	A&O x 3	A&O x 3
Pelle	caldo e umido	caldo e umido	caldo e umido	caldo e umido

SEGNI VITALI IN CASO DI SCHOCK

Segno vitale	Tempo (0:00)	Tempo (0:15)	Tempo (0:30)	Tempo (0:45)
FR & Sforzo sforzo	16—nessuno sforzo	12—nessuno sforzo	20—nessuno sforzo	30— contro sforzo
FC & Sforzo (BP di palp)	80 + impulso radiale	72 + impulso radiale	80 + impulso radiale	100 + impulso carotideo
LOC	A&O x 3	A&O x 3	A&O x 3 + ansioso	A&O x 2 + ansioso
Pelle	caldo e umido	caldo e umido	pallido e affresco	pallido affresco e rumoroso

Bambini e lo shock:

Pertanto, uno dei primi segni di shock compensatorio in un bambino è la vaso-costrizione con conseguente ritardo del riempimento capillare, pallore e cute fredda. Quando ciò si verifica, cercare di trattare la causa sottostante di shock.

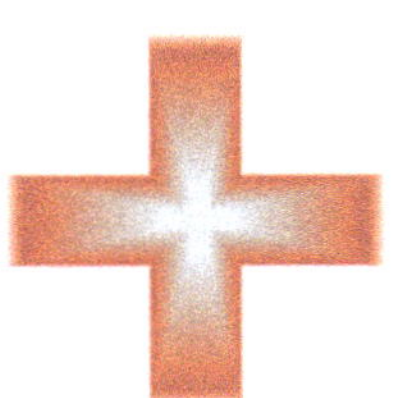

CAPITOLO Due

TRAUMA: LESIONI MUSCOLOSCHELETRICHE
Stiramenti, distorsioni e fratture

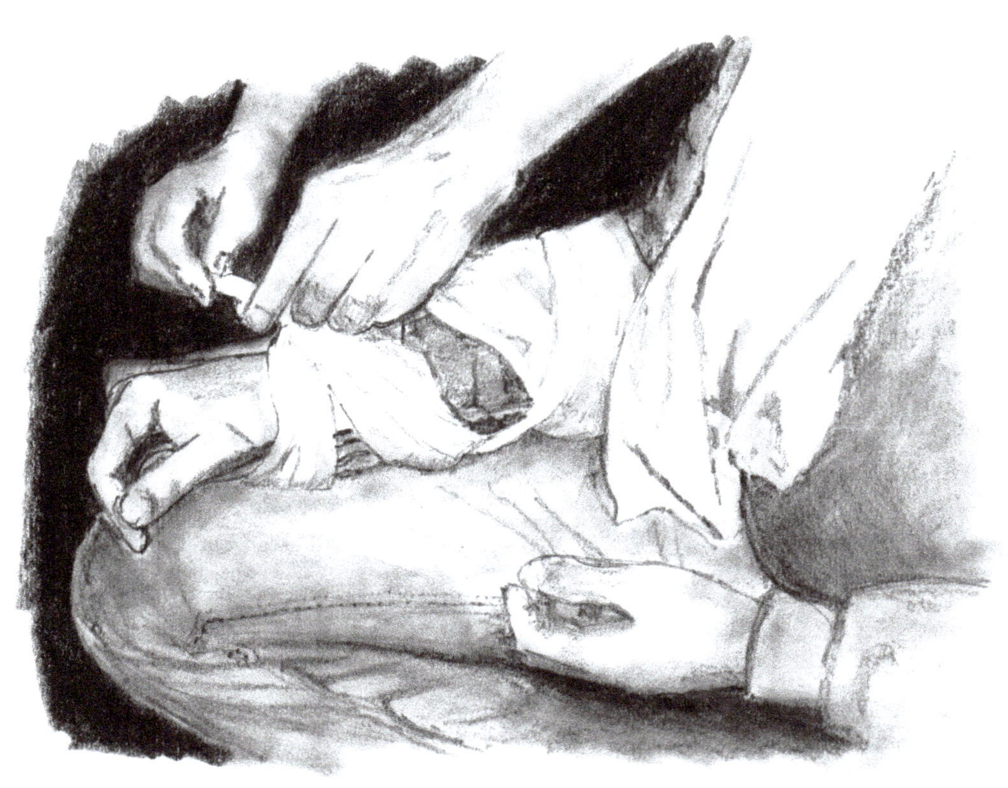

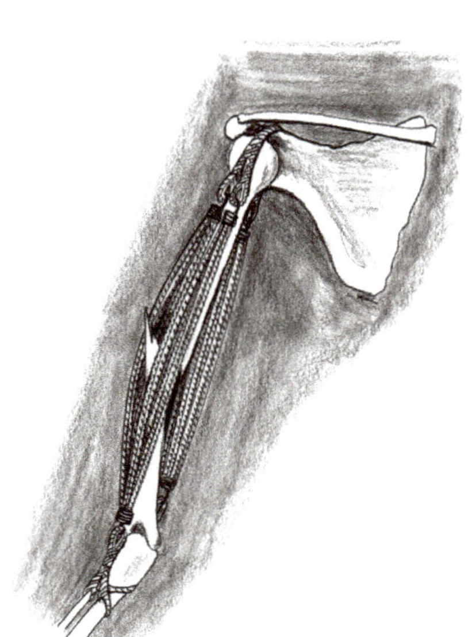

TRAUMA: LESIONI MUSCOLOSCHELETRICHE

SISTEMA MUSCOLO-SCHELETRICO (OSSA, MUSCOLI, TENDINI, LEGAMENTI)

Quando il sistema muscolo-scheletrico funziona correttamente, questa struttura di ossa, muscoli, tendini, legamenti e cartilagine è quello che ti tiene in piedi e ti permette di muoverti e funzionare.

COSA FANNO:

- **OSSA** forniscono la struttura a cui tutto si collega. Le ossa immagazzinano anche calcio e producono cellule del sangue nel midollo osseo.

- **CARTILAGE** a agisce come un cuscinetto lubrificante tra le ossa in modo che le articolazioni possano flettersi o ruotare senza intoppi. La cartilagine fornisce anche supporto per i muscoli nelle aree in cui è necessaria una maggiore flessibilità rispetto all'osso (come le orecchie).

- **FLUIDO SINOVIALE** è il lubrificante nello spazio articolare ed è prodotto dal rivestimento sinoviale della capsula articolare.

- **I MUSCOLI** sono come fasci di corde elastiche. Si contraggono o si rilassano in risposta ai segnali inviati dal cervello attraverso il sistema nervoso centrale, che flette le articolazioni e consente di muoversi. I muscoli forniscono anche un po' di imbottitura e protezione per fasci nervosi, arterie e apparato circolatorio.

- **I LEGAMENTI** sono come corde di nylon che uniscono le ossa ad altre ossa. Mantengono una corretta movimentazione.

- **I TENDINI** sono legami che collegano il muscolo all'osso. Si estendono sulle articolazioni e consentono il movimento.

FUNZIONI DEL SISTEMA MUSCOLO-SCHELETRICO:

- Movimento.
- Protezione delle strutture sottostanti.
- Conservazione del calcio.
- Produzione di cellule del sangue (emopoiesi).
- Produzione di calore.
- Cosmesi (i muscoli e le ossa determinano il tuo aspetto).

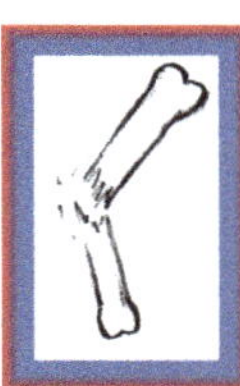

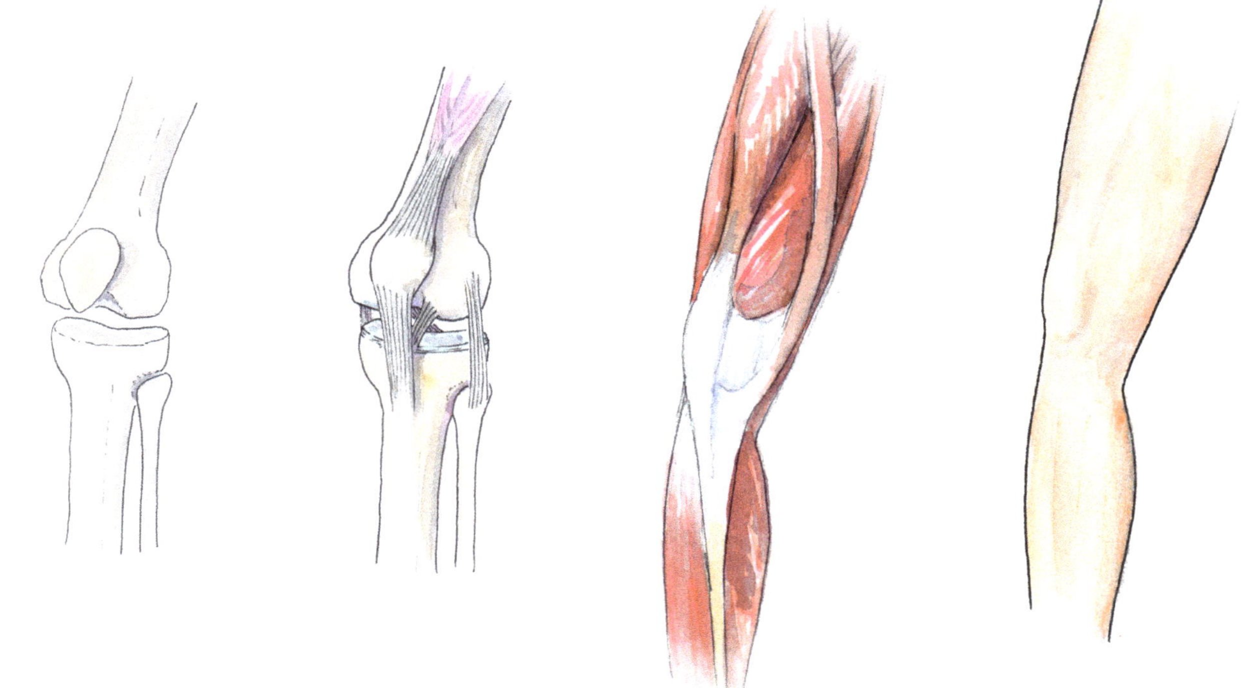

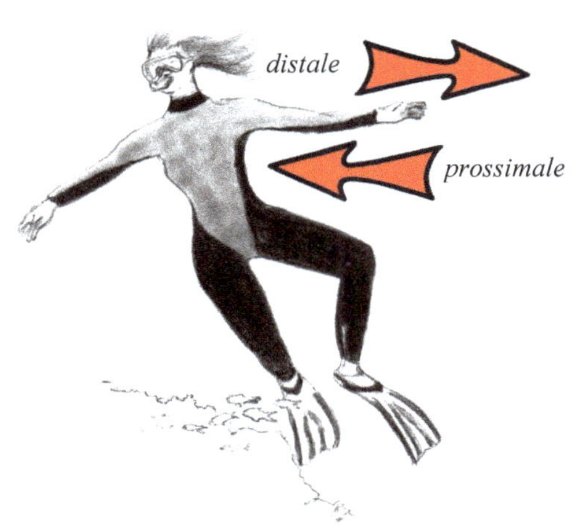

POSIZIONE ANATOMICA

Quando si descrive la posizione delle parti del corpo rispetto l'una all'altra, quelle che sono più lontane rispetto al corpo si definiscono DISTALI, mentre le parti che sono più vicine al corpo si chiamano PROSSIMALI.

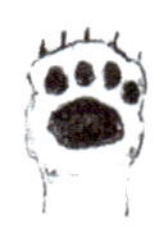

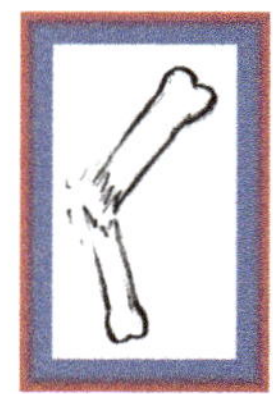

TIPI DI LESIONI MUSCOLOSCHELETRICHE:

- ■ Distorsioni e stiramenti - danni da torsione e trazione alla struttura di supporto delle articolazioni (legamenti, muscoli e tendini) sono di gran lunga le lesioni più comuni nel backcountry.
- ■ Le fratture - rotture del duro strato esterno dell'osso - possono essere particolarmente pericolose perché le estremità appuntite delle ossa possono causare danni ai muscoli e ai vasi sanguigni circostanti.

DISTORSIONI E STIRAMENTI:

Segni e sintomi:

- ☑ Dolore generalizzato intorno a un'articolazione, nessun punto sensibile.
- ☑ Dolore ma è possibile il movimento dell'articolazione.
- ☑ Dolore al sollevamento anche con poco peso.
- ☑ Il gonfiore può essere drammatico.
- ☑ Nel tempo può diventare, "nero e blu" (ecchimosi).

Trattamento: l'obiettivo primario è quello di ridurre al minimo il gonfiore utilizzando RICE:

- ☑ Rest: fermati e siediti; questo rallenta la circolazione.
- ☑ Ice: provoca vasocostrizione, diminuzione della circolazione: ghiaccio, neve o bagnato.
- ☑ Compression: diminuisce la circolazione e lo spazio del gonfiore; meno si gonfia, più guarisce rapidamente.
- ☑ Elevation: Elevazione diminuisce la circolazione.
- ☑ Immobilizzare e sostegno dell'articolazione interessata.

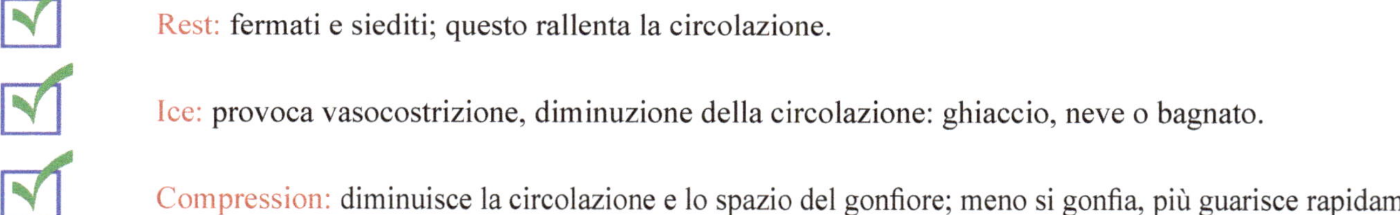
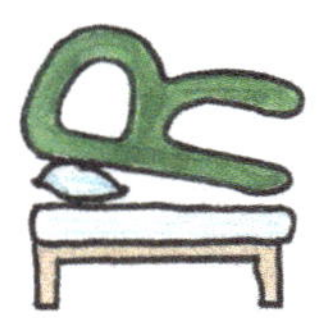
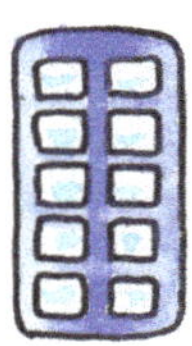
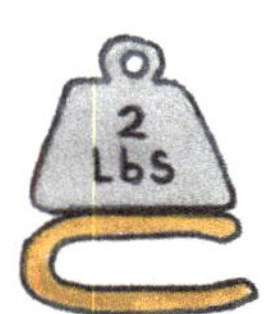
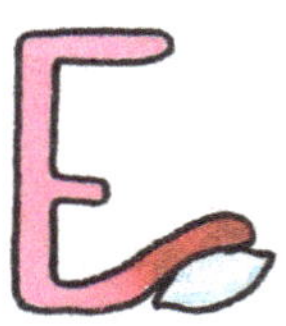
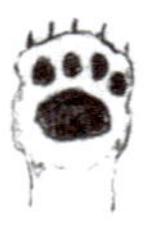

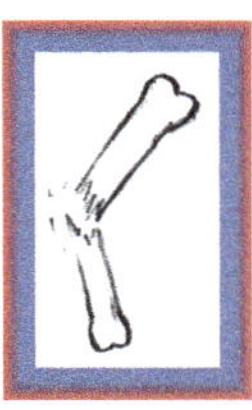

FRATTURE:

- Le ossa sono costituite da uno strato esterno duro e da un'area interna morbida: midollo osseo.
- Una frattura si verifica quando viene esercitata una forza sufficiente per rompere l'osso esterno.

VALUTAZIONE DI UNA LESIONE MUSCOLO-SCHELETRICA: DISTORSIONE FRATTURA

Guarda—cosa vedi quando esamini la ferita?

Ha un movimento e funzioni normali?	Solitamente	No
Sta proteggendo la ferita?	Leggermente	Si
Vedi qualche deformità o angolazione?	No	Si
Vedi ecchimosi o gonfiore?	Forse	Si

Ascolta—parla con il paziente; cosa ti dice?

Cosa è successo?		
Qual è stato il meccanismo di lesione (MOI)?		
Dove fa male?		
D Ha sentito qualcosa scattare, rompersi o scoppiare?	Forse	Solitamente

Senti—cosa provi quando esamini la ferita?

Buona Circolazione, Sensazione e Movimento (CSM)?	Solitamente	Forse
C'è una sensibilità puntiforme?	No	Si
C'è crepitazione (il suono delle ossa rotte che stridono)?	No	Si

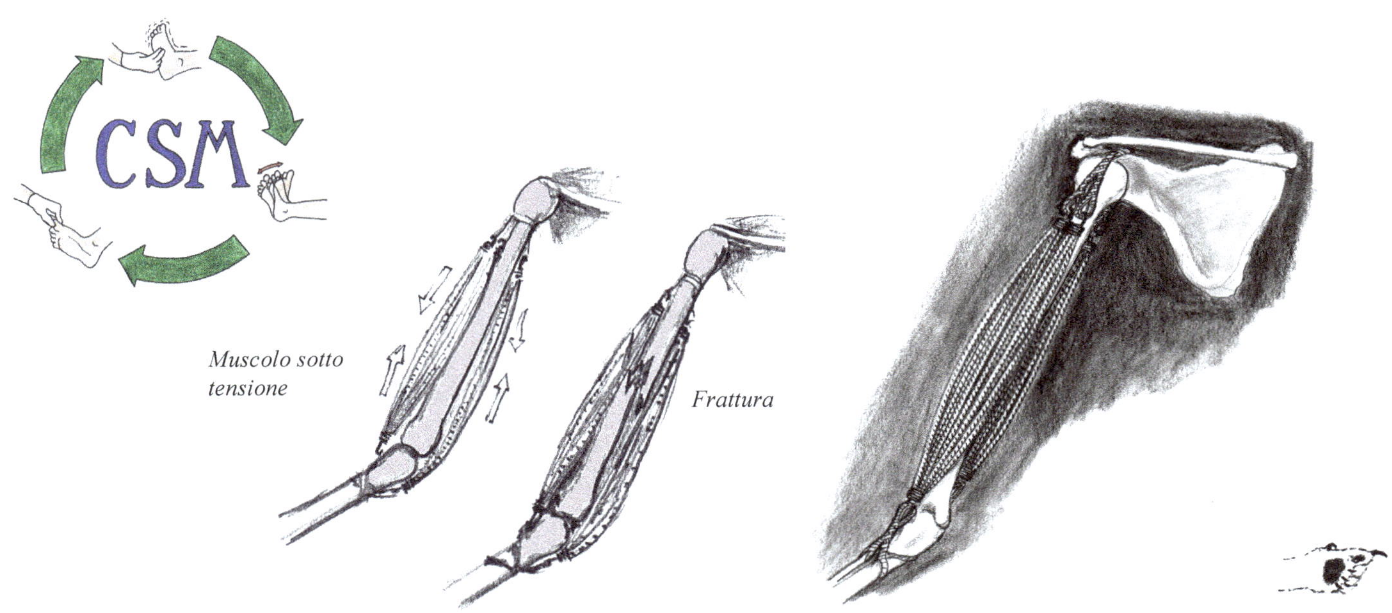

Se il meccanismo di lesione indica una possibile frattura, trattala come tale.

IN CASO DI DUBBIO, STECCATURA!

I PRINCIPI DELLA STECCATURA:

- ☑ La lesione può essere immobilizzata nella posizione trovata? **Controlla la circolazione.**

- ☑ In caso contrario, effettua una **trazione in linea** per spostare lentamente e delicatamente l'estremità nella corretta posizione anatomica. Questo stabilisce e mantiene la circolazione distale.

- ☑ Crea una stecca rigida ma **ben imbottita** (ben isolata in inverno); riempi tutti i vuoti.

- ☑ Immobilizza **l'intera estremità**, compresa l'articolazione sopra e sotto il sito della lesione.

- ☑ **Monitora** tutte le stecche; controllare C/S/M distale al sito della lesione ogni quindici minuti.

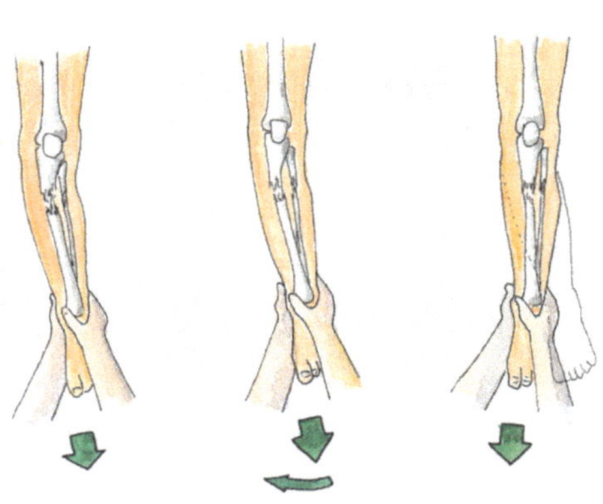

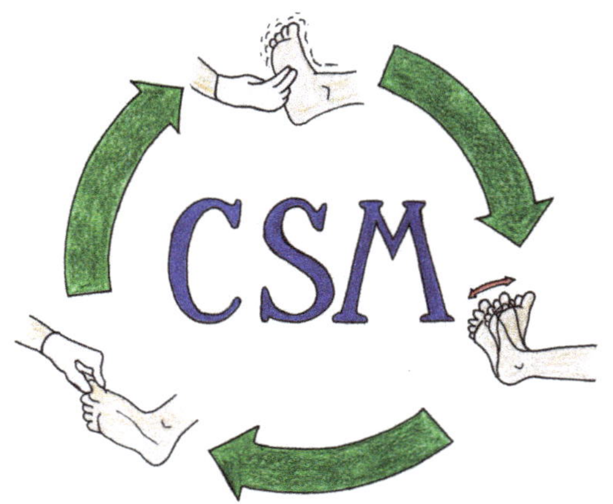

PROCEDURE DI STECCATURA:

Collare cervicale improvvisato:

- A protezione del collo.
- Morbido, conforme al collo.
- Caldo.
- Comodo.

Imbraco e fascia per braccio - utilizza:

- Spalla lussata.
- Clavicola fratturata.
- Omero fratturato.
- Avambraccio, polso, mano.
- Lesione al gomito.
- Costole fratturate

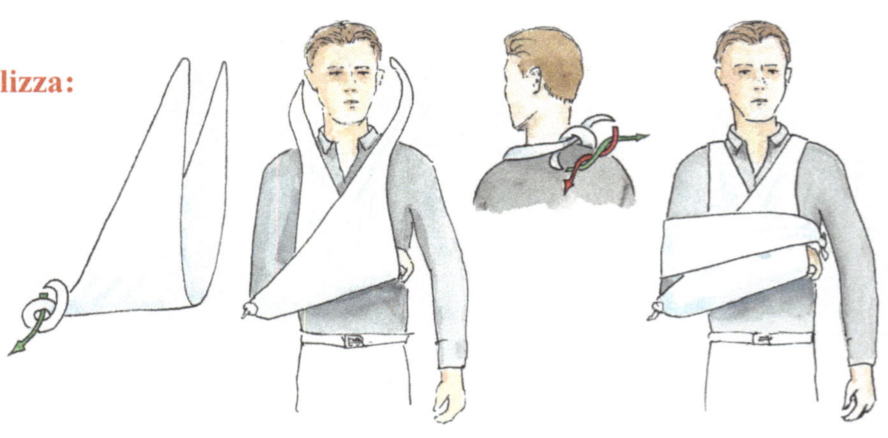

Steccatura dell'avambraccio:

■ Stecca rigida con bastoncini, foderi per pacchi, ecc. utilizzato con imbracatura e fascia del braccio.

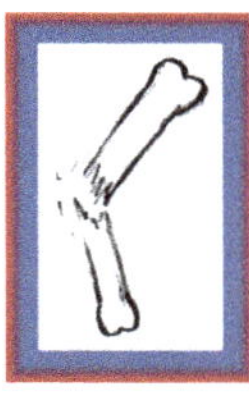

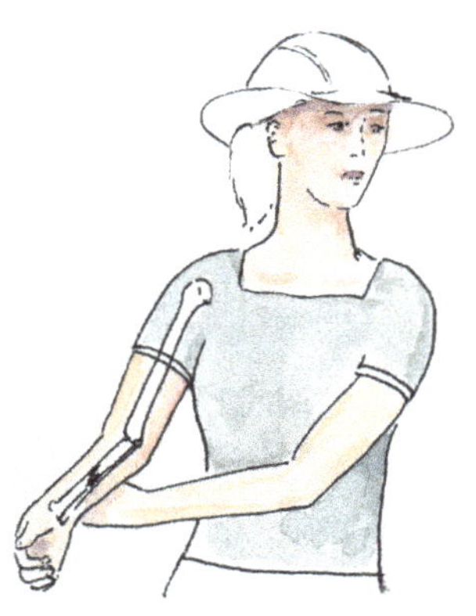 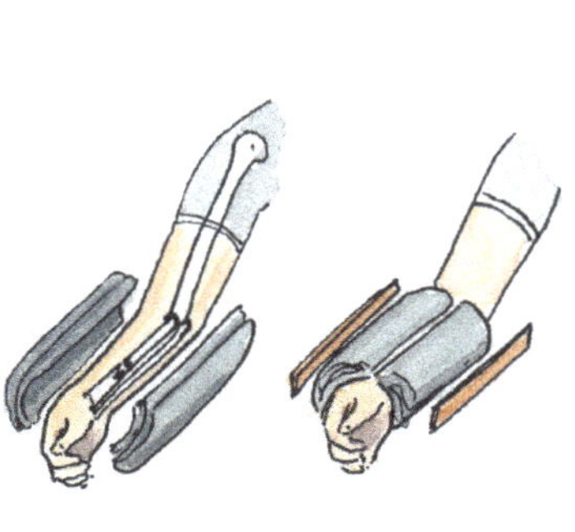 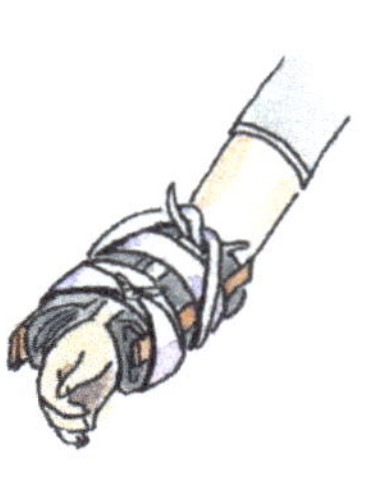 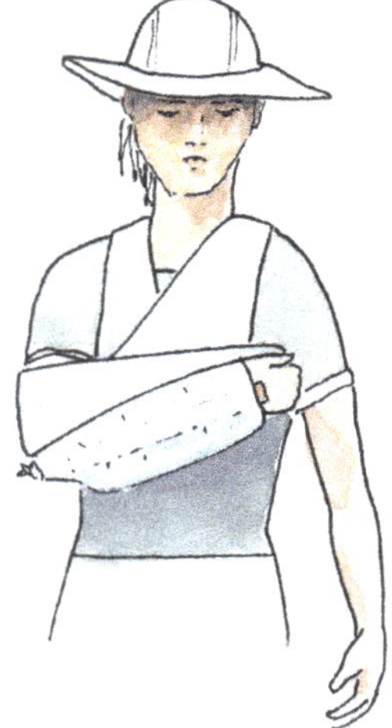

Steccatura improvvisata della gamba e della caviglia:

■ Stecca rigida con bastoni, bastoncini, sci, ecc.

■ Stecca di pad ensolite.

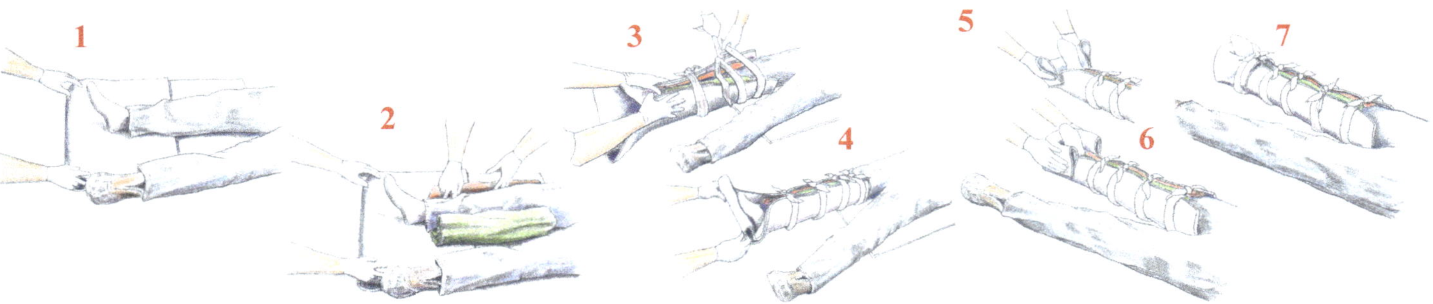

Stecca per ginocchio improvvista:

■ Stecca il ginocchio in posizione di comfort (30° +/-).

■ Imbottisci nel vuoto dietro al ginocchio.

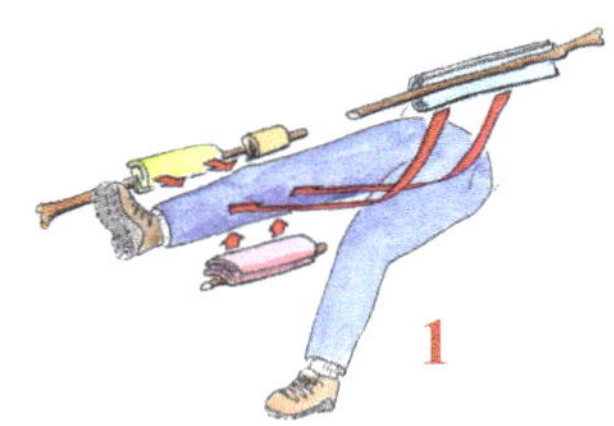 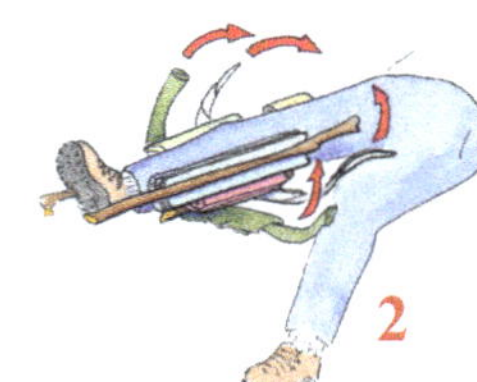 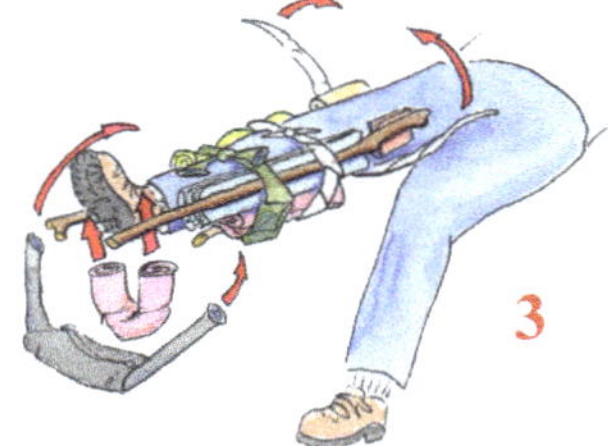 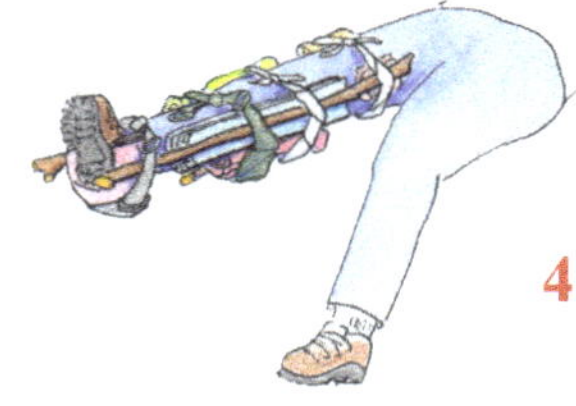

Bendaggio alla caviglia

■ Per steccare una caviglia fratturata o sostenere una distorsione alla caviglia.

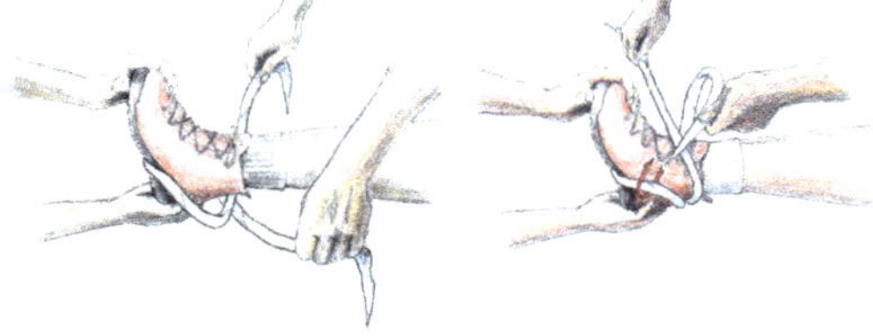 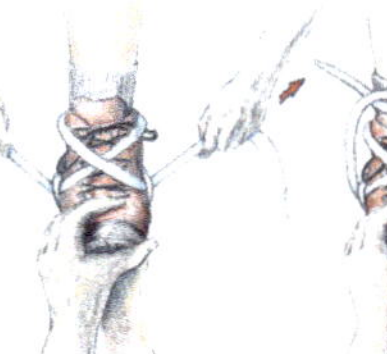 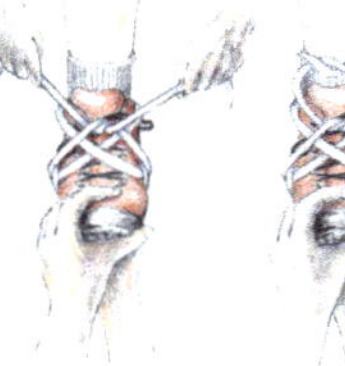 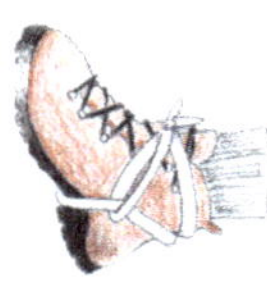 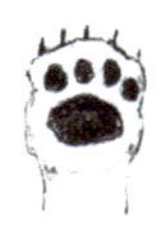

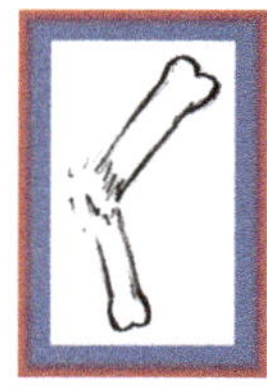

GESTIONE DELLE LESIONI DEL MIDOLLO SPINALE:

- Il personale preospedaliero è addestrato a trattare tutte le possibili infezioni del midollo spinale in base al meccanismo di lesione (MOI), nonché sintomi e disturbi.

- Nell'ambiente remoto è importante che i soccorritori sappiano riconoscere un eventuale danno spinale in base al MOI, ma è altrettanto importante che siano in grado di poterlo escludere o di "liberare la colonna vertebrale" con un'anamnesi e un esame fisico adeguati, al fine di evitare un'inutile ospedalizzazione con barellamento.

- La valutazione della colonna vertebrale, ovvero la sua pulizia, viene eseguita solo dopo che il sistema di valutazione del paziente è stata completata ed è opportuno valutare e potenzialmente liberare la colonna vertebrale da ogni possibile lesione.

Metodo di pulizia della colonna vertebrale: il paziente deve soddisfare tutti questi criteri per liberare la colonna vertebrale.

- Il paziente deve essere sobrio, cosciente, coerente e orientato x 3, su persona, luogo e tempo.

- Il paziente non ha lesioni dolorose che lo distraggono (ad es. femore fratturato, frattura composta, ustione).

- Il paziente non si lamenta di alcun dolore per tutta la lunghezza della schiena.

- Il paziente non ha dolore radiante, parestesie (formicolio), paralisi o intorpidimento in nessuna delle loro estremità.

- Il paziente ha sensazione e movimenti intatti in tutte e quattro le estremità a meno che non ci siano lesioni locali.

- Il paziente non ha sensibilità all'esame fisico lungo l'intera lunghezza della schiena.

- Senza assistenza, il paziente è in grado di flettere, estendere e ruotare il collo, la parte superiore e la parte bassa della schiena senza dolore o disagio, e questo movimento è simmetrico senza sensazione di blocco o con movimento limitato.

- È sempre possibile spostare il paziente nella corretta posizione anatomica.

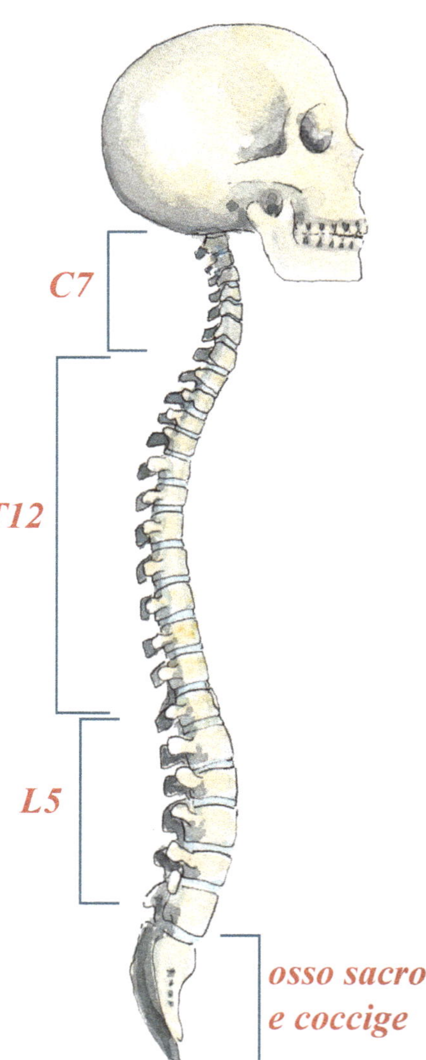

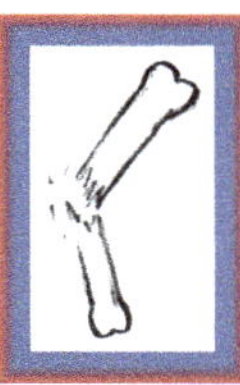

GESTIONE DELLE LESIONI DEL MIDOLLO SPINALE:

- È più importante sapere come spostare una persona ferita, per proteggerla da ulteriori lesioni piuttosto che sapere come tirarsi indietro nel prestare soccorso.
- Il rachide cervicale è a rischio di flessione; non sollevare la testa.
- La colonna lombare è a rischio con la rotazione; mantenere le spalle e i fianchi allineati.
- Le tecniche di sollevamento e spostamento sono state discusse con il paziente.

Collari cervicali:

- Puoi improvvisare un collare cervicale con una coperta morbida, molto comoda e immobilizzante e colletti a ferro di cavallo. Puoi utilizzare materiali come una giacca di pelo, una coperta o un cuscinetto di ensolite. Forniscono supporto, comfort e calore.

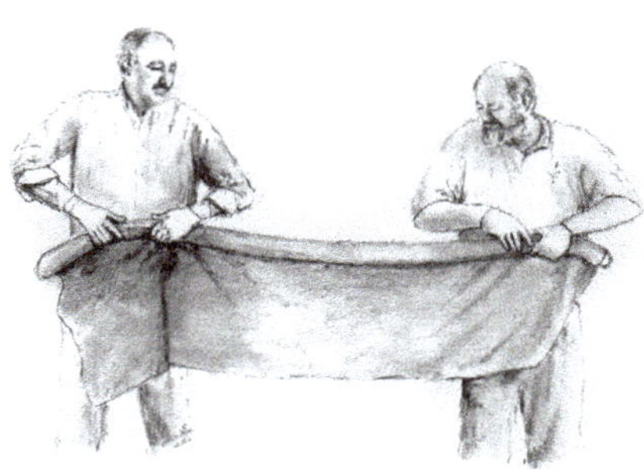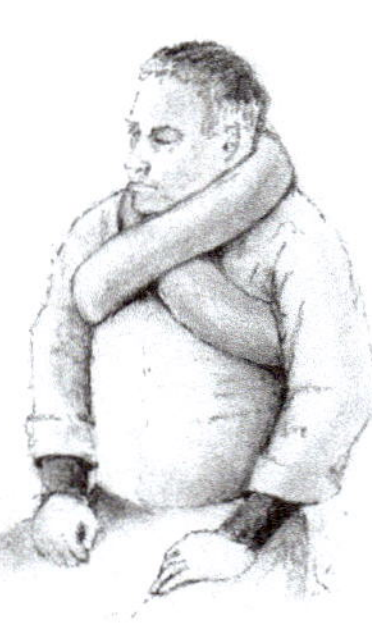

Tavola Spinale:

- Tavola spianale o barella a cucchiaio sono utilizzati solo dalle squadre di soccorso per il trasporto.
- Mentre aspetti che arrivi l'aiuto, tieni semplicemente il paziente fermo, confortalo e al caldo.
- Proteggili dal terreno freddo o caldo.
- Ricordati di non flettere il collo! Mantenere la colonna vertebrale dritta facendo rotolare il paziente..

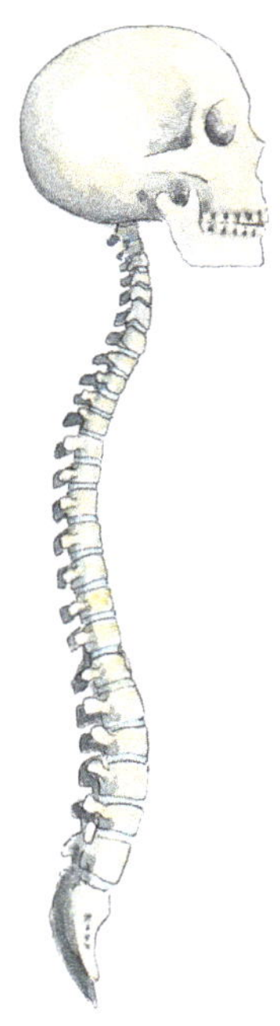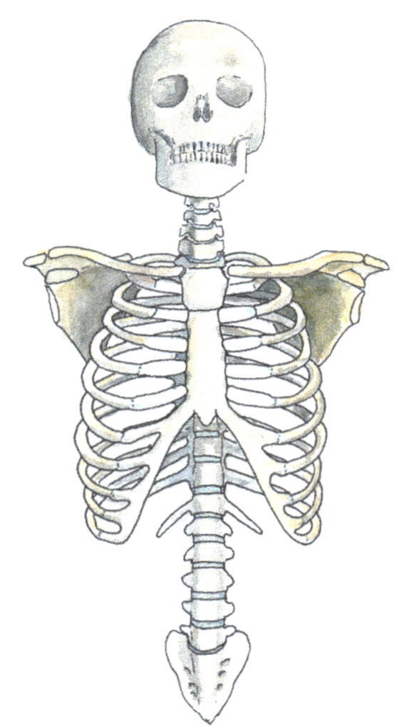

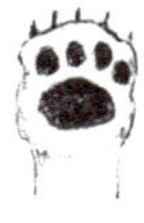

— *NOTE*—

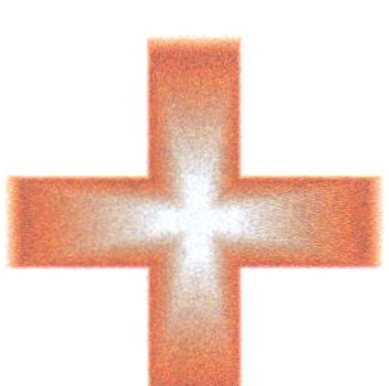

CAPITOLO TERZO

EMERGENZE AMBIENTALI E CAPACITÀ DI SOPRAVVIVENZA

Come sopravvivere e crescere nel mondo

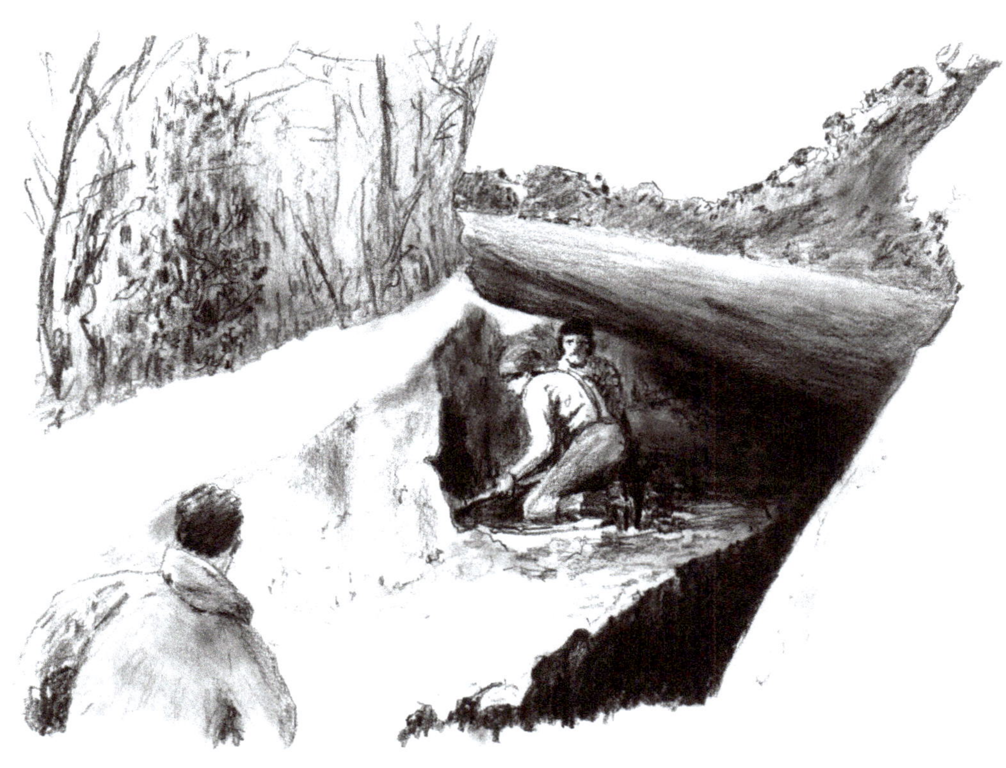

EMERGENZE AMBIENTALI E CAPACITÀ DI SOPRAVVIVENZA:

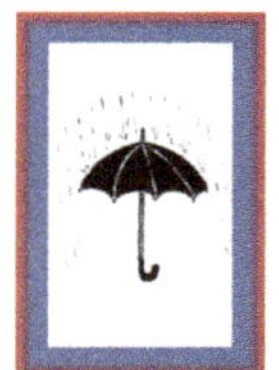

Quali sono i maggiori rischi per l'ambiente?

In media:

3500 persone muoiono per annegamento ogni anno negli Stati Uniti*

Da 700 a 1300 muoiono di freddo

600 muoiono per lesioni legate al calore

48,5 muoiono per punture di api/calabroni/vespe

48 muoiono per fulmini

6.6 muoiono per morsi di ragno

5.2 muoiono per morso di serpente

1 a 3 muoiono di rabbia

2 muoiono a causa di un attacco dell'orso

Tuttavia, in termini percentuali, il rischio maggiore negli Stati Uniti potrebbe essere dovuto a punture da zecche poiché 59.262 persone si sono ammalate proprio a causa di malattie trasmesse da punture di zecche nel 2017.

Prima di esaminare le minacce ambientali, è fondamentale capire come il tuo corpo reagisce ai cambiamenti nel tuo ambiente. Avete caratteristiche che vi rendono meravigliosamente adatti al vostro ambiente e tuttavia terribilmente suscettibili alle sue fluttuazioni.

L'ANIMALE UMANO

- L'essere umano è un vero animale tropicale, un essere essenzialmente senza peli con ghiandole sudoripare.

- Sei a sangue caldo e, attraverso il metabolismo, generi costantemente calore.

- La tua pelle è il tuo organo più grande e rappresenta circa il 10% del peso del tuo corpo; è l'organo primario della termoregolazione.

- Hai uno dei meccanismi di regolazione più sensibili ed efficienti del pianeta per sopravvivere e mantenerti caldo; è progettato per mantenere il tuo cervello a una temperatura relativamente costante..

- Si suda e l'evaporazione dell'acqua dalla pelle raffredda il sangue nella pelle e, quindi, la circolazione sistemica. I mammiferi e gli uccelli ricoperti di pelo ansimano, facendo evaporare l'acqua dalle vie aeree, raffreddando così il loro sangue nella circolazione polmonare.

- Non sopravvivi per le tue abilità fisiche, ma per quelle mentali..

- Hai solo meccanismi difensivi rudimentali per proteggerti dal freddo (ad esempio, il congelamento ci intorpidisce, ma non produce un avvertimento doloroso).

** Numeri per annegamento, morti per calore, rabbia e punture di zecche dal Center of Disease Control. Numeri per le morti legate al freddo dal National Weather Service e dal Public Health.gov. Numeri per morti a causa di punture di calabroni / vespe / api, attacchi di orsi e morsi di serpente dal Parco Nazionale. Numeri di morti per fulmine Da Le Nazionale Tempo Servizio. Numeri di morti per morsi di ragno dal 2018 dal venemousspiders.net.*

A causa di queste caratteristiche, gli esseri umani sono perfettamente adatti alla vita nei tropici dove la capacità di perdere calore è più importante della capacità di trattenerlo. Tuttavia, man mano che le popolazioni crescevano e si spostavano a nord o a sud dei tropici, questa capacità divenne un ostacolo perché spesso si raffreddavano più velocemente di quanto potessero generare o mantenere il calore, con conseguente ipotermia, rischio di congelamento e compromissione della funzione mentale. "Un cervello freddo è un cervello stupido."

IL CERVELLO UMANO

- Affinché il cervello funzioni normalmente, ha bisogno di un apporto costante di ossigeno e glucosio e di una temperatura costante tra 97° e 104° F, ovvero 36° C e 40° C.

- Anatomia e funzione: puoi pensare al cervello come a una cipolla con ogni strato che si aggiunge per avere uno strato di maggiore funzione o intelligenza.

- Il **tronco cerebrale** si trova nella parte superiore del midollo spinale al centro del cervello. Controlla le funzioni che mantengono la vita secondo per secondo ("cervello rettiliano"). In questa struttura si trovano:

  - Il centro respiratorio che controlla la respirazione.

  - Il centro cardiovascolare che controlla la frequenza cardiaca e la pressione sanguigna.

  - Il centro termoregolatore che mantiene la temperatura interna.

  - Il centro reticoloattivante che mantiene il livello di coscienza.

- Il **cervello primitivo** o **cervello limbico** circonda il tronco cerebrale. Controlla le funzioni che ti permettono di sopravvivere giorno per giorno e come specie ("cervello primitivo"):

  - La necessità di procreare (desiderio sessuale).

  - Postura difensiva, riflessi aggressivi primitivi.

- Il **cervello superiore** o **corteccia cerebrale** è ciò che ti rende umano. Controlla le funzioni che ti consentono di sopravvivere, lottare e prosperare:

  - Coordinazione motoria lorda.

  - Coordinazione motoria fine.

  - Ragionamento, risoluzione dei problemi e giudizio.

- Quando il cervello viene danneggiato, perde le sue funzioni dallo strato più avanzato, quello più esterno. Quindi si perde giudizio e la capacità di risolvere i problemi per primi e la capacità di respirare per ultima.

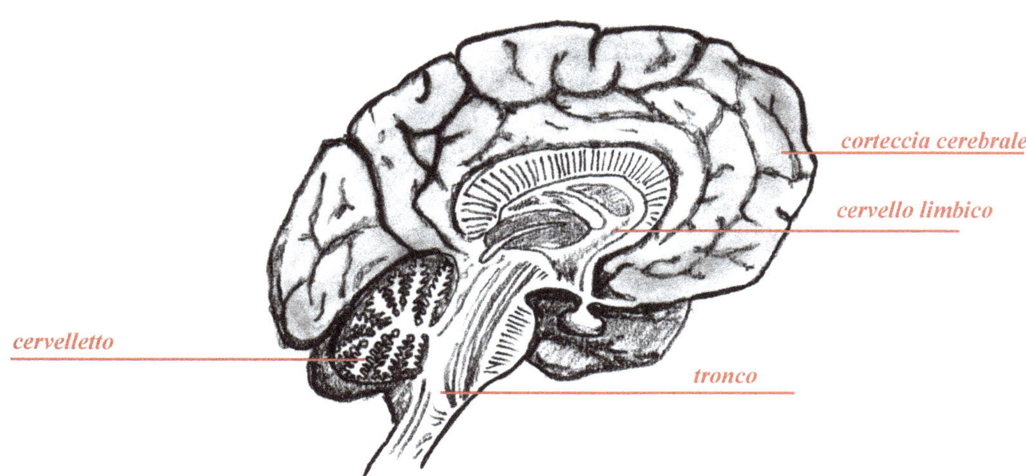

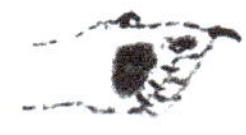

ANNEGAMENTO

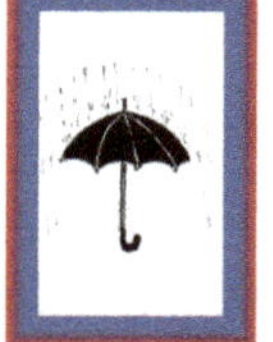

Quando qualcuno inizia ad annegare si trova in una situazione di pericolo di vita, presenta anche un problema di sicurezza della scena per i soccorritori. Qualcuno che annega è in modalità panico e può facilmente sopraffare e trascinare giù un potenziale soccorritore.

Il miglior piano d'azione è la prevenzione: assicurati che le persone intorno a te sappiano quali siano i comportamenti tipici di una persona in difficoltà.

PREVENZIONE

-Se ti trovi in prossimità dell'acqua, insegna a tutti che se rischiano di annegare, devono girarsi sulla schiena e galleggiare.

-Mettetelo in pratica così imparano, non hai altra possibilità

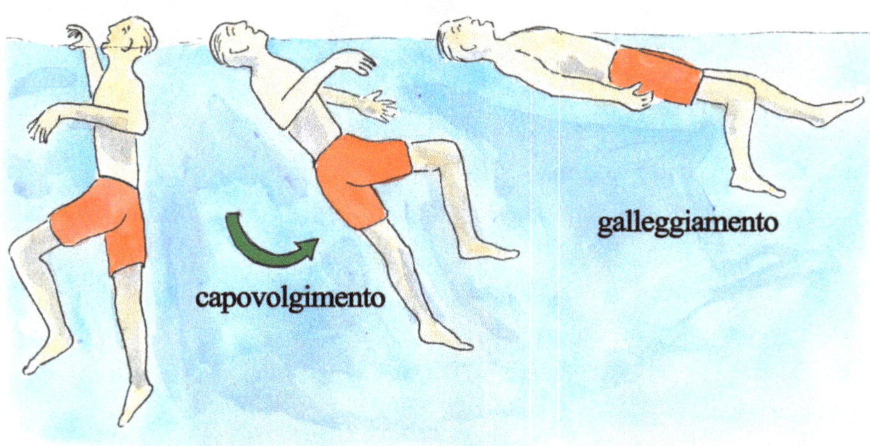

Cosa potresti vedere dalla Riva

La vittima di annegamento è rivolta verso la riva e tende una o più mani fuori dall'acqua.

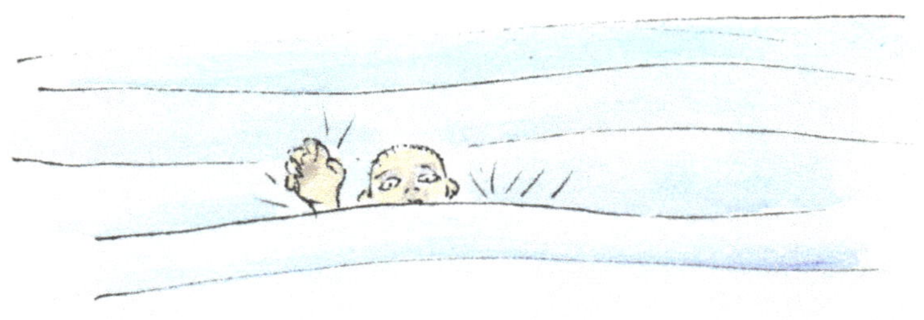

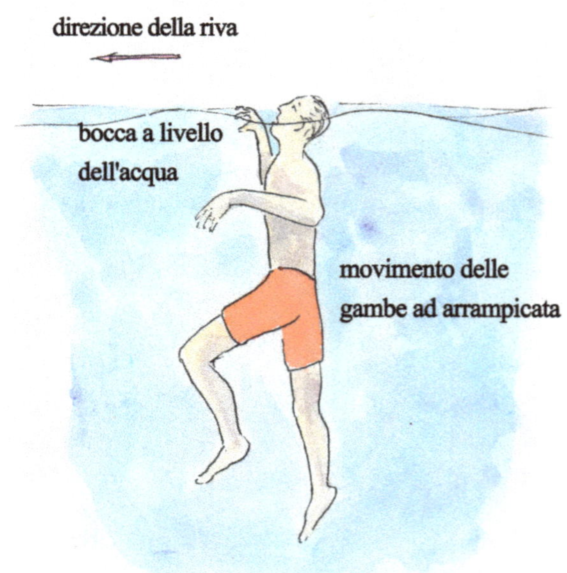

PRINCIPI DI SALVATAGGIO

Raggiungere, lanciare, remare e andare

Raggiungere: Cercare di raggiungere la vittima con qualcosa di lungo e rigido che possa afferrare.

Lanciare: Prova a lanciare una corda o qualcosa che possa galleggiare verso la vittima.

Remare: cerca di raggiungere la vittima con una barca.
Non cercare di farlo salire sulla barca, lascialo aggrappare

Go: se non si riesce a raggiungerlo con qualcosa di lungo, con una barca o lanciandogli qualcosa da afferrare, puoi entrare in acqua e nuotare per aiutarlo.
È pericoloso. Una persona che sta annegando è in preda al panico e può trascinarti a fondo anche te.

TRATTAMENTO *È ABCs....*

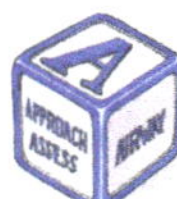

Ha le **VIE AEREE LIBERE?** In caso contrario, cerca di liberarle.

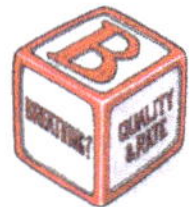

Sta **RESPIRANDO?**
Se non respira, inizia le respirazioni artificiali (questo può essere fatto mentre si è in acqua).
Se non riesci a ventilare, massaggia la gola per rilassare il laringospasmo.
Preparati perché potrebbe uscire dell'acqua dai polmoni dopo le ventilazioni.

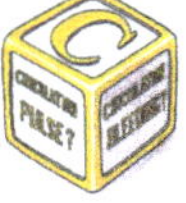

CIRCOLAZIONE—il polso è presente?
In caso contrario, iniziare la RCP.
Questo richiede una superficie rigida.
Il paziente potrebbe vomitare durante la RCP, non lasciare che ingerisca il suo vomito.

COLONNA CERVICALE (ispezionare, proteggere se si sospetta un MOI significativo).

STORIA (chiedi agli astanti, se presenti).
Per quanto tempo la persona è stata in acqua?
Qual è la temperatura dell'acqua?
L'acqua è contaminata? Prendi un campione.

C'è **un TRAUMA CORRELATO** (ad esempio, lesioni al collo da immersione)?

Trattare l'**IPOTERMIA.**

OPSEDALIZZARE Trasportare tutte le vittime di annegamento, anche se pienamente consapevoli e coerenti, al pronto soccorso locale per ulteriori valutazioni e monitoraggio.

FREDDO E CALDO

TERMOREGOLAZIONE: BILANCIAMENTO DELLA TEMPERATURA

PRODUZIONE DI CALORE:

- Il metabolismo basale è la biochimica costante che produce calore.
- Il glucosio viene bruciato per produrre calore e attivare reazioni chimiche.
- L'esercizio fisico e l'attività muscolare producono calore.
- Brividi volontari o involontari possono aumentare la produzione di calore di 5 volte.

CONSERVAZIONE DEL CALORE:

- Vasocostrizione dei vasi sanguigni nella pelle.
- Piloerezione: peli che si drizzano.
- Cessazione della sudorazione.
- Postura: assunzione di posizioni per conservare il calore corporeo.

FISICA DELLA PERDITA DI CALORE: (LEGGI TERMODINAMICA):

- Conduzione   0%-40% a seconda del tipo di materiale solido.
- Convezione   0%-40% a seconda della penetrazione dell'aria.
- Radiazione   5%-80% a seconda della temperatura circostante
- Evaporazione   0%-90% in base alla pressione di evaporazione e umidità.

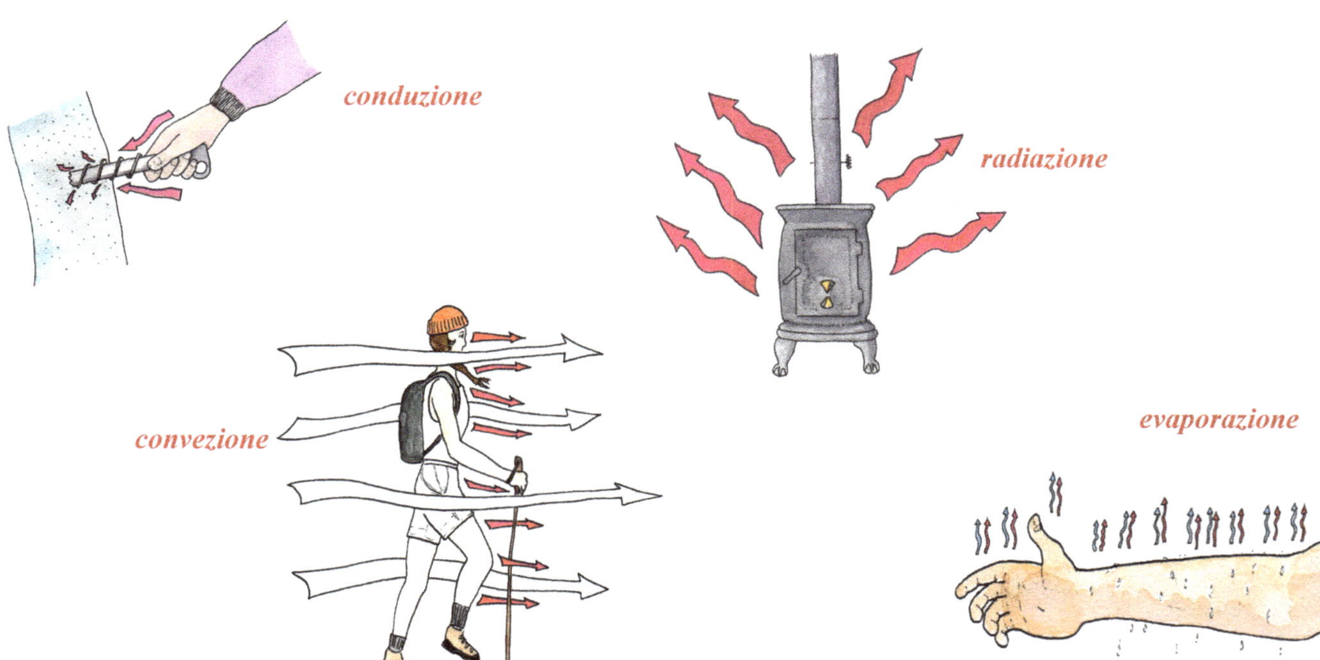

NUTRIZIONE:

Nutritivo Fabbisogno: Nella media il fabbisogno a persona è circa 2500 calorie/giorno.

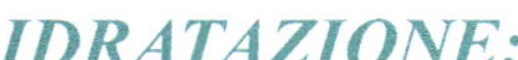

- Carboidrati: 4cal/grammo 60% (200-400 grammi / giorno = 1200-1600 cal / giorno).
- Proteine: 4cal/grammo 30% (30-55 grammi / giorno = 120-220 cal / giorno).
- Grasso: 9cal/grammo 10% (20-60 grammi / giorno = 180-540 cal / giorno).

Il numero di calorie richieste varia a seconda dell'attività:

- Normale attività quotidiana: 2000-2500 calorie al giorno.
- Sport invernali all'aperto: 3000-4000 calorie al giorno.
- Attività ad alta quota: 4000-6000 calorie / giorno.

IDRATAZIONE:

Requisiti di idratazione: la persona media ha bisogno di circa due litri di liquidi al giorno.

Perdite d'acqua al giorno:	Normal Temp	Hot Temp	Heavy Exercise
Pelle (perdita di umidità)	350ml	350ml	350ml
Respirazione (respirazione)	250ml	350ml	650ml
Sudorazione	100ml	1400ml	**5000m**
Minzione	1400ml	1200ml	500ml
Defecazione	100ml	100ml	100ml
TOTALI	**2200ml**	**3400ml**	**6600ml**

Il fabbisogno idrico varia in base all'attività, alla produzione di sudore e all'altitudine.

- La perdita di sudore da sforzo è di 1-3 litri /ora per un massimo di 4 ore senza reidratazione.
- L'altitudine ha una pressione di evaporazione molto bassa; perderai circa 1 tazza/ora attraverso la respirazione.
  (24 tazze/24 ore, 6 litri o litri/24 ore, 5,6 litri ogni 24 ore.)

You have to be able to make pure potable (drinkable) water.

- Se devi sciogliere la neve, devi sapere quanto carburante trasportare.
- Acqua potabile: prodotti chimici, filtraggio, ebollizione.

Altitudine: siamo progettati per vivere tra il livello del mare e i 2500 metri.

- 2500-4300 metri, i limiti superiori della vita sostenibile.
- 4300-5500 metri, ad alta quota che puoi visitare.
- 5500-8500 metri: altitudine molto elevata, deficit negativo costante.
- Il rischio di malattie da altitudine può verificarsi sopra i 1500 metri.
- Il rischio è aumentato dal tasso di salita. La salita sicura è di 300 metri/giorno.
- Il rischio è aumentato dalla disidratazione, dall'esaurimento e dal consumo di alcol.

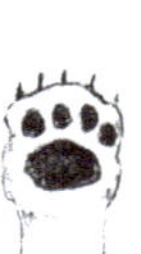
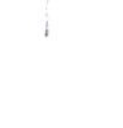

IPOTERMIA:

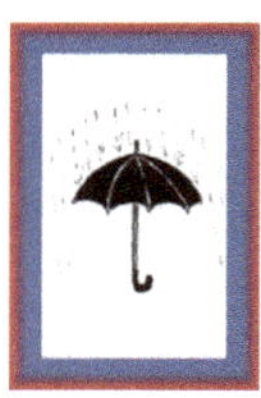

Ipotermia: È un abbassamento della temperatura interna del corpo a un livello tale da compromettere le normali funzioni cerebrali e muscolari. Ricordate l'analogia con la cipolla. Quando il corpo si raffredda, le funzioni si perdono dallo strato più avanzato in giù.

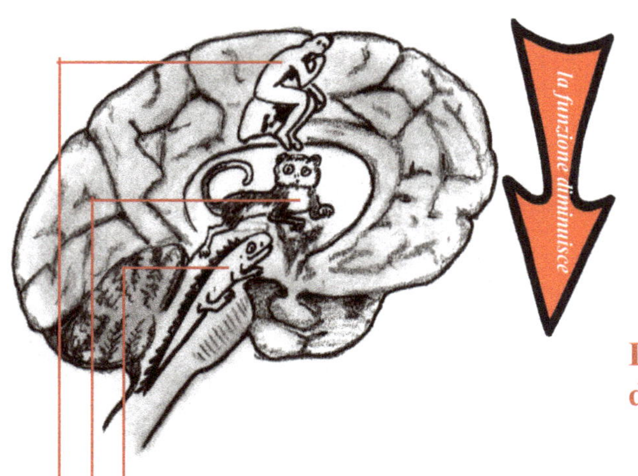

- Le persone che soffrono di ipotermia fanno cose "insensate" come abbandonare il cibo, acqua e il riparo.
- Ipotermia è insidiosa in quanto non è possibile rilevare i segni di pericolo su sé stesso.
- Anche se i segni e i sintomi dell'ipotermia possono essere molto evidenti quando si manifestano in altre persone, quando si è in ipotermia, si pensa che vada tutto bene.

La reazione difensiva del corpo al raffreddamento: perdere più calore di quello che produce.

- Pelle: vasocostrizione periferica per diminuire il flusso di sangue alla pelle e quindi diminuire la perdita di calore.
- Brividi involontari: attività muscolare non coordinata per produrre calore.
- Aumento del metabolismo basale: bruciando glucosio per produrre calore: la velocità può aumentare di 5 volte.
- Comportamentale: indossare vestiti caldi, cercare riparo, calore, protezione..

Non ci sono avvisi premonitori:

- Non hai un centro del freddo nel tuo cervello che ti avverte che stai diventando ipotermico.
- Si diventa freddi, si diventa stupidi, ci si perde, ci si fa male, si causano problemi.

Fasi di ipotermia:

37C	Normale
36C	Il cervello vacilla, il giudizio fallisce, gli istinti protettivi e di sopravvivenza diminuiscono. A questo punto sei nei guai, poiché non prendi misure per proteggerti. Man mano che la temperatura diminuisce, le capacità mentali diminuiscono.
35C	Iniziano i brividi, un tremore motorio fine e costante. Non è possibile fermarlo. Interferisce con l'attività muscolare coordinata.
34C	Brividi più forti; il coordinamento viene meno; inizi a inciampare e cadere.
33C	Brividi intensi; non sei in grado di camminare.
32C	Brividi convulsi; si assume la posizione fetale; non sei in grado di parlare.
30C	e sotto: La "Ghiacciaia Metabolica"; sei incosciente, grigio cenere; si può apparire senza polso e senza fiato.

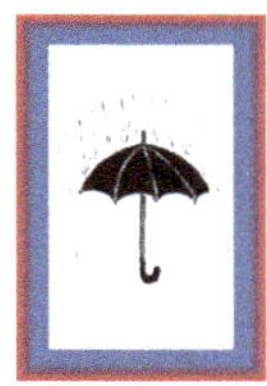

Prevenzione: conosci il tuo nemico e preparati all'acqua, al vento e al freddo.

 Trasporta e usa l'attrezzatura da pioggia: pantaloni e giacca.

 Indossa tessuti che rimangono caldi anche quando sono bagnati.

 Fai spesso uno spuntino con cibi ricchi di carboidrati/glucosio a combustione rapida.

 Rimani BEN IDRATATO.

 Trasporta l'attrezzatura da bivacco che sai come usare.

Sii attento a te stesso, ai compagni e all'ambiente.

Trattamento: rimuovere il paziente dal pericolo immediato e da un'ulteriore esposizione.

 Crea o cerca riparo.

 Prendi DRY & keep DRY.

 Dare tanti liquidi caldi e dolci (JELL-O con zucchero) se coscienti.

 Isolare con impacco ipotermico.

Il metodo preferito per il riscaldamento sul campo di un paziente ipotermico prevede due principi: aiutare il paziente a continuare a generare calore corporeo e impedire al paziente di perdere il calore nell'ambiente

Uno dei modi migliori per generare calore corporeo è quello di alimentare il forno del combustibile. Alimenti come JELL-O in polvere disciolto in acqua calda sono facili da assumere per la maggior parte dei pazienti e possono fornire l'energia calorica necessaria al paziente per iniziare a generare più calore.

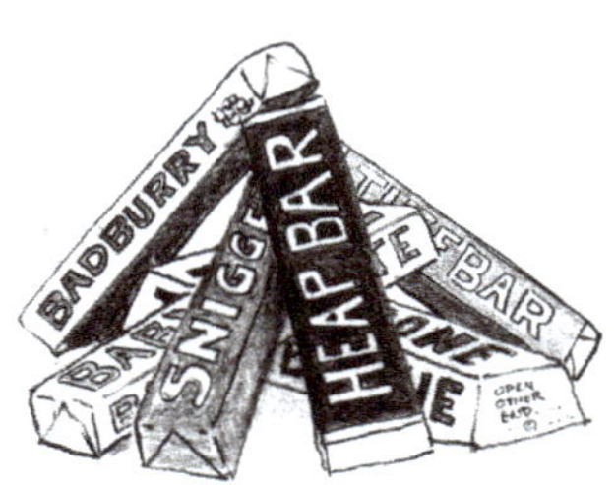

IPOTERMIA: IL HYPOWRAP COSTRUIRE UN BURRITO UMANO

Una volta iniziato il rifornimento, il passo successivo è impedire al paziente di perdere calore corporeo e creare un ambiente che gli consenta di immagazzinare il calore che sta producendo. L'Hypowrap fornisce un ambiente eccellente per il riscaldamento e protegge il paziente dalle intemperie.

- Asciugare il paziente e tenerlo asciutto.
- Rimuovere eventuali indumenti bagnati dal paziente.
- indossare indumenti o usare materiali **ASCIUTTI:** vestiti, sacchi a pelo.
- Posizionalo su uno strato isolante come un materassino di schiuma asciutta.
- Circonda il paziente con uno strato antivento e impermeabile: teli di plastica, telo.
- Monitora le condizioni e intraprendi azioni appropriate se le condizioni cambiano.

PRINCIPI DI TRATTAMENTO DELL'IPOTERMIA

- Proteggilo dall'ambiente.
- Ferma la perdita di calore.
- Alimenta il fuoco: dai da mangiare e idratalo.
- Isola per ridurre al minimo la perdita di calore.
- Se incosciente, non tentare di nutrirlo.
- Assicurati che tutti nel gruppo siano caldi e asciutti.

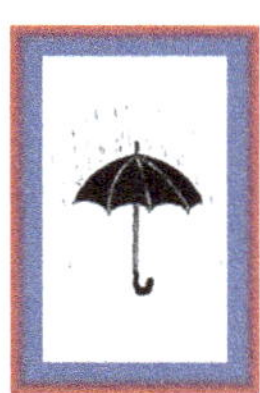

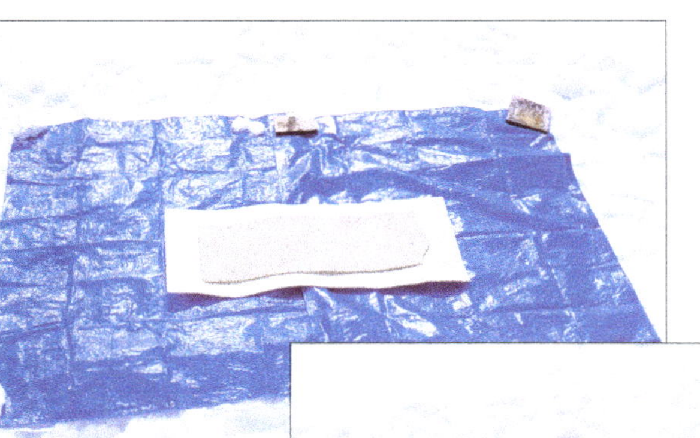

Preparare una base di materiale protettivo e isolante. Strato esterno antivento e impermeabile strato isolante (ensolite).

Aggiungi molto isolante asciutto

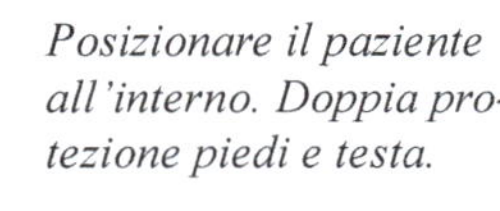

Posizionare il paziente all'interno. Doppia protezione piedi e testa.

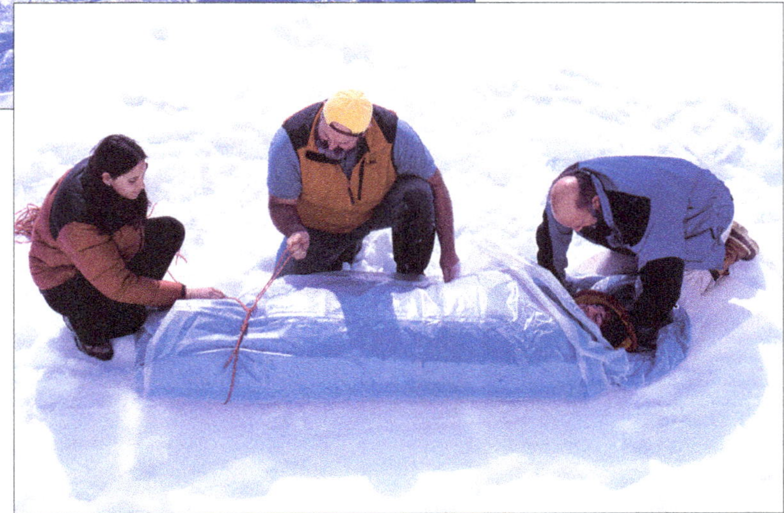

Avvolgere in modo sicuro e monitorare le condizioni.

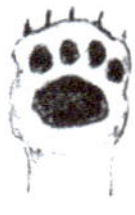

CONGELAMENTO:

Congelamento: è un raffreddamento localizzato e/o congelamento del tessuto causato dallo smistamento del sangue lontano dalle zone fredde del corpo.

Superficiale: descrizione e trattamento:

- 1 ° grado: "gelone": intorpidito, morbido, freddo, pallore.
- 2 ° grado: insensibile, molle, freddo, pallore, dolore al disgelo, vesciche chiare con liquido o di sangue.
- Riscaldamento in loco utilizzando il contatto pelle a pelle.
- Non massaggiare, strofinare con neve o utilizzare una fonte di calore esterna.
- Se si forma una vescica, proteggi l'area ed ospedalizzare il paziente.
- Attenzione al ricongelamento che può avvenire rapidamente e causerà danni molto seri ai tessuti.

Profondità: descrizione e trattamento:

- 3rd degree: numb, cold, white, and rock hard; massive blebs form when thawed; extreme pain during thawing.
- Protect the area and evacuate the patient.
- DO NOT field rewarm (once thawed the area is useless and excruciatingly painful).

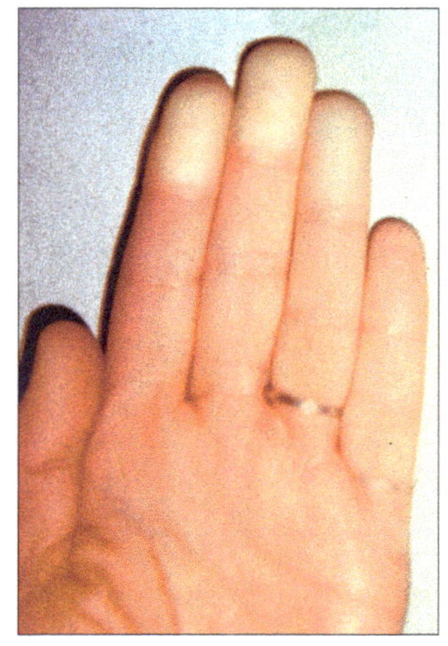

1° grado

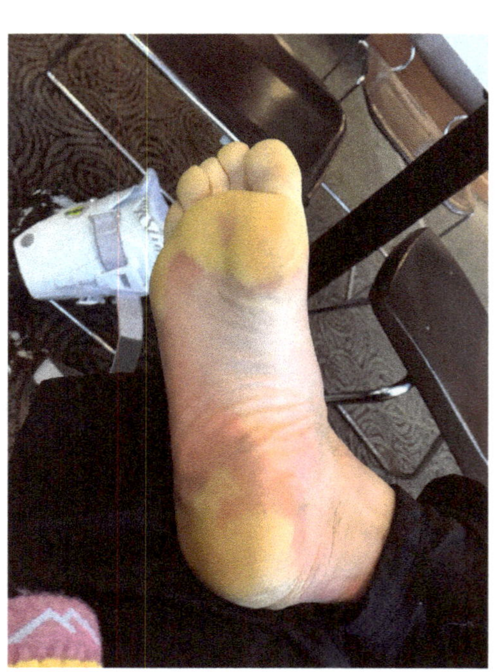

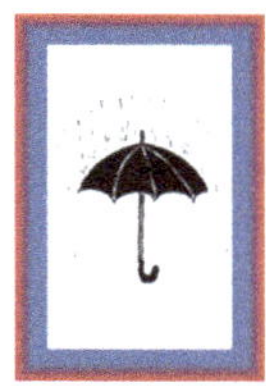

Prevenzione: Mantenere tutto il corpo caldo.

 Se i tuoi piedi sono freddi, indossa un cappello.

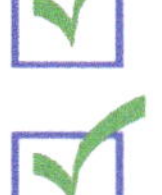 Mangia e bevi per mantenere una costante produzione di energia/calore, mantieni la glicemia

 RIMANI ASCIUTTO! TRASPORTA E USA L'ATTREZZATURA DA PIOGGIA: TOP E BOTTOMS.

 Metti in valigia calzini, cappelli, guanti o qualsiasi indumento extra che potrebbe bagnarsi.

 Indossa lana o pile. (Il cotone è caldo solo finché è asciutto.)

 Non bere alcolici o usare tabacco.

 Evitare indumenti stretti, stivali, ramponi.

Tenetevi d'occhio l'un l'altro.

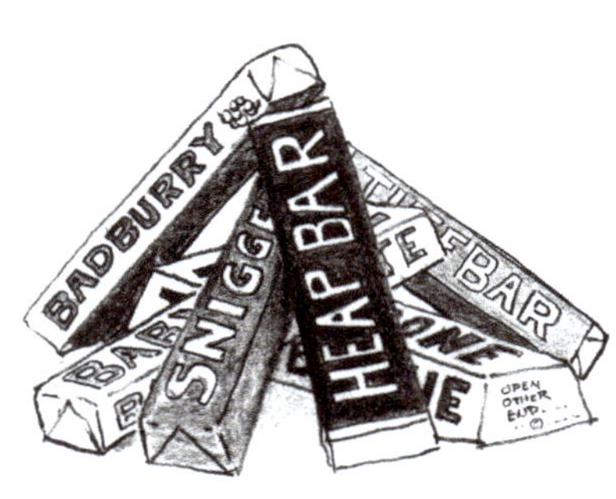

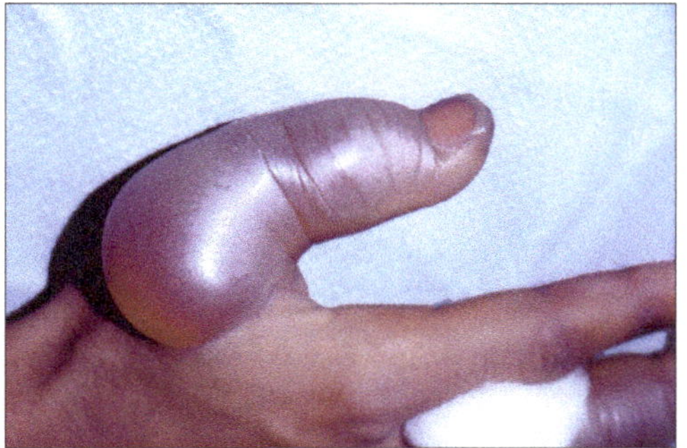

2 ° grado con vescica

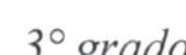

3° grado

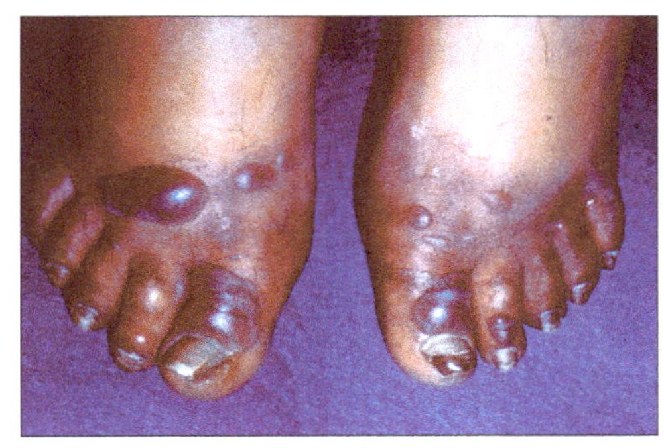

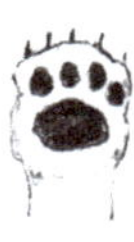

LESIONI DA CALORE

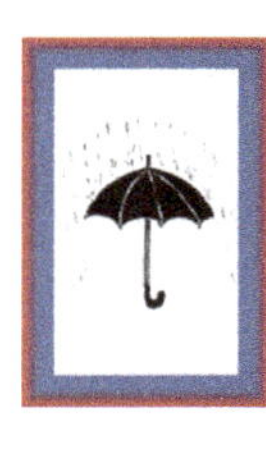

Esaurimento da calore:

- Non è un'emergenza pericolosa per la vita. I pazienti esausti dal calore spesso guariscono senza cure.
- Di solito si verifica in persone che non sono acclimatate al calore.
- Causa: una combinazione di perdita di sale e acqua secondaria alla sudorazione = disidratazione.
- Può essere associato a crampi da Calore.
- L'esaurimento da calore può progredire in colpo di calore.

Segni e sintomi: In genere si lamentano di lieve mal di testa, vertigini e nausea.

- Pelle: pallida, fresca, umida.
- LOC: può essere normale o leggermente ansioso.
- Battiti: leggermente aumentato, ma la BP è normale.
- Resp.: può essere normale o leggermente aumentato con sforzo normale.

Trattamento:

- Riposare in un luogo fresco e all'ombra.
- Sostituisci il liquido e il sale persi: 1 cucchiaino di sale + 8 cucchiaini di zucchero in 1 litro / litro di acqua. Questa è una soluzione di reidratazione orale (ORS). ORS può anche essere usato per sostituire i liquidi persi da diarrea, vomito, febbre (sudorazione) o ustioni. Altri ORS sono:
    - Commerciale: Gatorade
    - Frutta: arance, meloni, limoni e lime, mangiati o spremuti

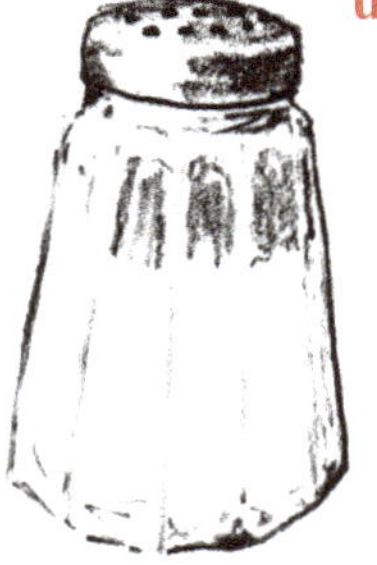

un cucchiaino di sale

più otto cucchiaini di zucchero

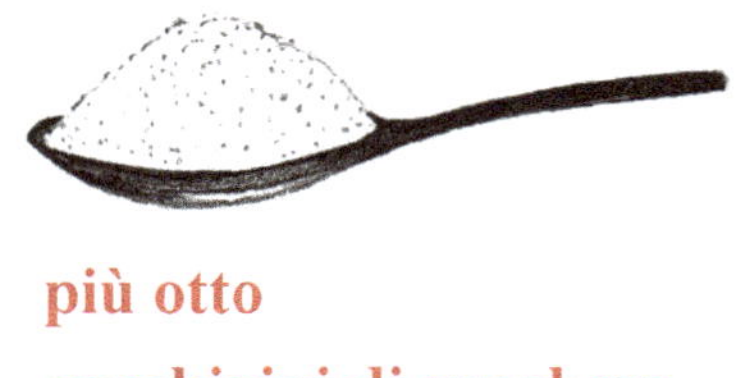

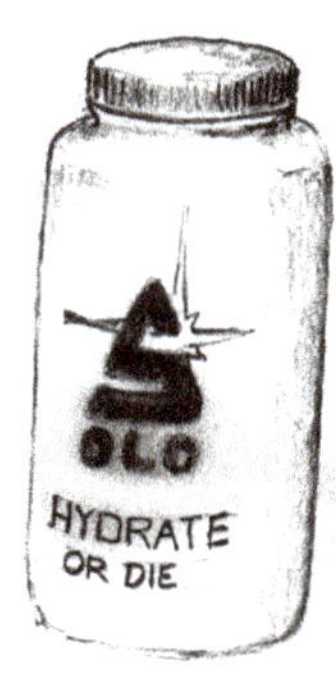

più un litro d'acqua

PARITÀ DI TRATTAMENTO

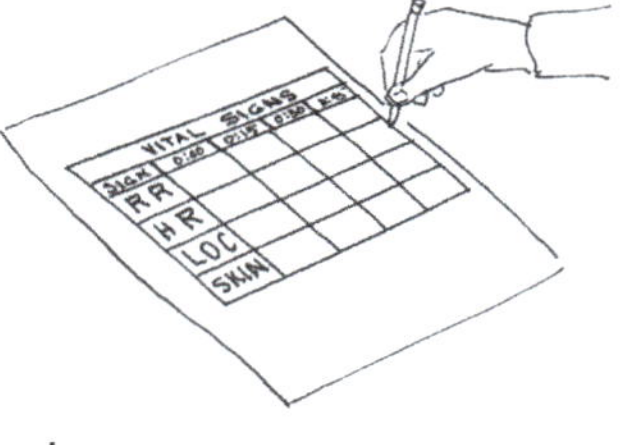

Colpo di calore:

UNA VERA EMERGENZA PERICOLOSA PER LA VITA! Il paziente morirà senza cure immediate!

Due cause:

- Uno: la persona è disidratata e perde liquidi più velocemente di quanto ne assuma. Quando il meccanismo di sudorazione non funziona, la temperatura corporea aumenta rapidamente.
- Due: con una giornata calda e un'elevata umidità, il sudore non può evaporare dalla pelle abbastanza velocemente per raffreddarti. (Colpo di calore da sforzo).

Segni e sintomi:

- Pelle: ROSSA, CALDA, SECCA (50%); ALTRI 50% SONO BAGNATI.
- Temp.: 40.5° C +, la temperatura interna massima di sopravvivenza è 41.6° C.
- LOC: Disorientato, confuso, combattivo, allucinato, alla fine coma e morte
- Battito: Rapido e pieno; La pressione arteriosa può essere elevata.
- Resp.:   Pieno e profondo.

Trattamento: Questa è una delle poche condizioni in cui il trattamento immediato è essenzia

- SPOSTALO DALLA FONTE DI CALORE E DAL SOLE.
- Raffreddalo IMMEDIATAMENTE bagnando con acqua e sventolando per accelerare
- Idratalo se possibile.
- Massaggia vigorosamente gli arti.
- Attenzione ai brividi: i brividi producono calore.
- Trasportalo immediatamente in ospedale.

Prevenzione: Stai lontano dal caldo e dal sole di mezzogiorno.

- Idratatatevi o morite.
- Rimani idratato e mangia cibi salati.
- Tieni la testa coperta; indossa indumenti di cotone, manterrà l'umidità per raffreddare la pelle.
- Attenzione ai segnali di avvertimento: sentire caldo, sentirsi asciutti, non puoi urinare.

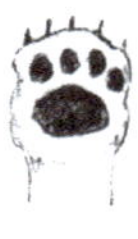

MORSI E PUNTURE IN NORD AMERICA

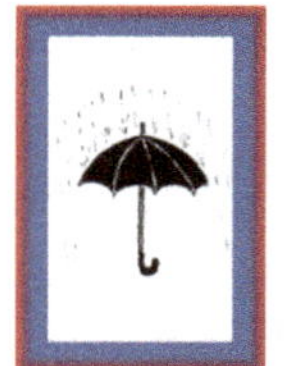

Centro per il controllo delle malattie Statistiche sulle malattie trasmesse - 2017

CASI DI MALATTIA TRASMESSA DA ZECCHE ALL'ANNO – 2017

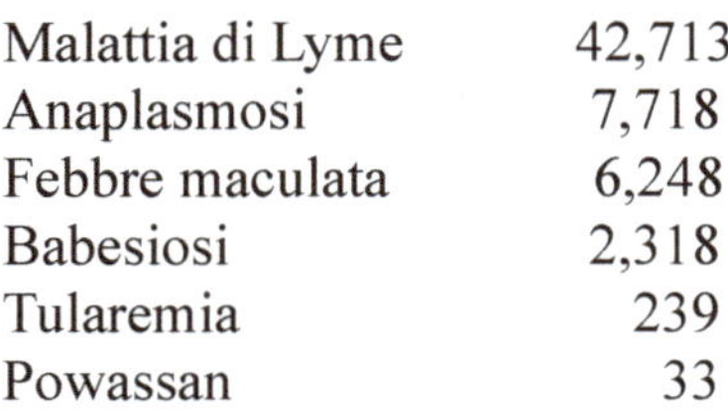

Malattia di Lyme	42,713
Anaplasmosi	7,718
Febbre maculata	6,248
Babesiosi	2,318
Tularemia	239
Powassan	33

CASI DI MALATTIE TRASMESSE DALLE ZANZARE ALL'ANNO – 2017

Virus del Nilo occidentale	2,097
Malaria	2.056 (contratta al di fuori degli Stati Uniti)
Dengue	437 (contratto al di fuori degli Stati Uniti)
Chikungunya	156

Altre statistiche sul rischio ambientale Decessi all'anno:

Annegamento	3,500
Fulmine	48 (solo 1 su 7 colpito da un fulmine muore)
Imenotteri	53 (anafilassi)
Valanga	28 (11 in 2017)
Morso di cane	21 (trauma)
Morso di ragno	6
Snake Bite	5.2 (7000-8000 persone morse da serpenti ogni anno, solo più di 5 morsi sono fatali)

SERPENTI

- La ragione principale per cui le persone vengono morse dai serpenti è che li raccolgono
- I morsi di solito si verificano sulla mano.

Trattamento dei morsi di serpente:

DO'S
- ☑ CHIAMA IL 112, cerca aiuto immediato
- ☑ TIENILO CALMO, sdraialo e tienilo comodo
- ☑ CERCA DI IDENTIFICARE IL SERPENTE, senza farti mordere, un paziente è sufficiente
- ☑ RIMUOVI EVENTUALI INDUMENTI O GIOIELLI COSTRITTIVI, l'estremità si gonfierà
- ☑ POSIZIONA IL PUNTO DEL MORSO SOTTO IL LIVELLO DEL CUORE
- ☑ CONSIDERA UN INVOLUCRO DI IMMOBILIZZAZIONE A PRESSIONE, non con serpente a sonagli (vipere - Vipe
- ☑ MONITORA IL TUO PAZIENTE E MONITORA L'ANAFILASSI

PRINCIPI:

Morso di cane o di qualsiasi mammifero: Pulizia ferita →Stato del tetano→Risco Rabbia

Qualsiasi preoccupazione riguardante la possibilità di rabbia = vaccinazione!

Considerazione: 4,5 milioni di persone vengono morse da cani domestici ogni anno negli Stati Uniti, 800.000 di queste richiedono cure mediche.

- Non accarezzare o mettere la faccia vicino ai cani.

INSETTI

- Imenotteri: Api, Calabroni, Vespe, Formiche di Fuoco

Segni e sintomi:

- Dolore, gonfiore locale, arrossamento e prurito sono sintomi comuni.

Trattamento:

- Rimuovere il pungiglione/sacco velenoso raschiando; non usare pinzette.
- Valutare e monitorare l'anafilassi.
- Usa una penna lenitiva per migliorare il comfort.
- Somministrare un antistaminico orale per prevenire una reazione allergica: Benadryl (difenidramina) 25mg, 2 ogni 4 ore x 24 ore.

Zecche:

Sono piccoli parassiti che trasmettono diverse malattie infettive

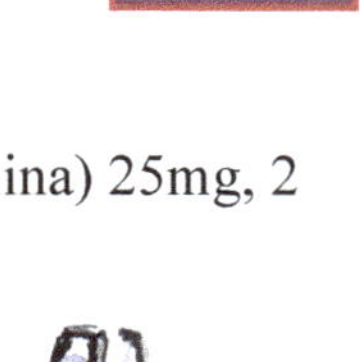

- Può diffondere la malattia di Lyme (molto comune, sono portatrici di altre 8 malattie).
- Da piccoli a minuscoli, con addome largo e zampe corte.
- Il colore varia dall'abbronzatura al marrone, quasi nero.
- Si attaccano all'ospite, introducono la testa nella pelle e si nutrono di sangue per uno o più giorni.
- La malattia si diffonde tramite la loro saliva, un anticoagulante.

Trattamento:

- Rimuovi tirando fuori la zecca (afferrare il più vicino possibile alla pelle); pulire bene l'area.

Zanzare e altri insetti succhia sangue:

- Possono essere vettori di malattie infettive: malaria, encefalite equina, virus del Nilo, ecc.
- Utilizza repellenti per insetti, indumenti protettivi, dormire con zanzariere per evitare le punture.

Prevenzione delle malattie trasmesse da zecche e zanzare:

- Utilizza repellenti per insetti o insetticidi.
- L'insetticida Permetrina è molto efficace. Uccide le zecche. Ma non aderisce bene alla pelle, per cui meglio applicarlo sugli indumenti.
- Se si spruzza la permetrina sui pantaloni, ricordarti di girarli dall'interno verso l'esterno e spruzzalo anche all'interno. La permetrina può essere utilizzata anche su tende e zanzariere.
- Il repellente per insetti DEET può essere applicato direttamente sulla pelle. È un "repellente" e aiuta a tenere lontani gli insetti, ma non li uccide.
- Utilizza DEET con cautela sui bambini; dovrebbe essere inferiore al 30% di concentrazione.
- Indossa indumenti protettivi che includono scarpe e calzini con i pantaloni lunghi   infilati nei calzini. Sarebbe appropriata anche una camicia a maniche lunghe.

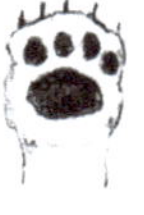

FULMINE

Leggi della Natura:

- Il fulmine può e farà qualsiasi cosa. È imprevedibile e incontrollabile.
- È più probabile che il fulmine colpisca l'oggetto più alto intorno e segua il percorso di minor resistenza..

Regole per vivere:

- I temporali sono più pericolosi quando si avvicinano, specialmente se entro 1,6 Km.
- Non essere l'oggetto più alto in circolazione per evitare un COLPO DIRETTO.
- Stai lontano dagli oggetti più alti per evitare SPLASH o STEP VOLTAGE
- Se sei in acqua o vicino all'acqua, esci e allontanati dalla costa.
- Non sederti sotto le sporgenze o entrare in grotte poco profonde.
- I fulmini scorrono come l'acqua, quindi stai lontano da burroni e cunette.
- Calcolo della distanza del fulmine - Luce 299,337,984 metro/secondo rispetto al suono 331 m/s. Conta il ritardo tra lampo e tuono: 5 secondi = 1,6 Km.
- I temporali viaggiano a circa 32-40 Km/h, ad esempio un temporale in avvicinamento da circa 5 Km (15 secondi) sarà sulla nostra testa in meno di 6 minuti.

Luoghi da evitare o da cui scendere:

- Cime montuose. Creste e cime rocciose.
- Strapiombi e grotte poco profonde.
- Fossati, calanchi, ruscelli.
- Alberi ad alto fusto, pali, grandi massi, oggetti alti.
- Aree aperte, campi, prati, qualsiasi luogo in cui sei l'oggetto più alto.
- Aree aperte, campi, prati, qualsiasi luogo in cui tu sei l'oggetto più alto.

Cosa fare se vieni sorpreso dal temporale:

- Scendi dalla cima e sotto la linea degli alberi, se possibile.
- Una volta sotto la linea degli alberi, cerca un punto basso tra i piccoli alberi.
- Stai lontano da alberi ad alto fusto, pareti rocciose e ruscelli.
- Siediti sullo zaino, su un materassino o altro isolante con le ginocchia flesse e abbraccia le ginocchia.
- Tieni i piedi uniti per ridurre al minimo l'effetto suolo di un colpo vicino.

Lesioni: Possono includere:

- Arresto respiratorio che può progredire in arresto cardiaco.
- Ustioni.
- Lesioni dei tessuti molli.
- Lesioni muscoloscheletriche.

Trattamento:

- ☑ Controlla l'ABC; monitora attentamente l'arresto respiratorio.
- ☑ Fai un esame fisico Testa -Piedi completo.
- ☑ Tratta tutte le lesioni.
- ☑ Se cosciente, forzalo a bere liquidi per aiutare a prevenire complicazioni tardive.
- ☑ Ospedalizza.

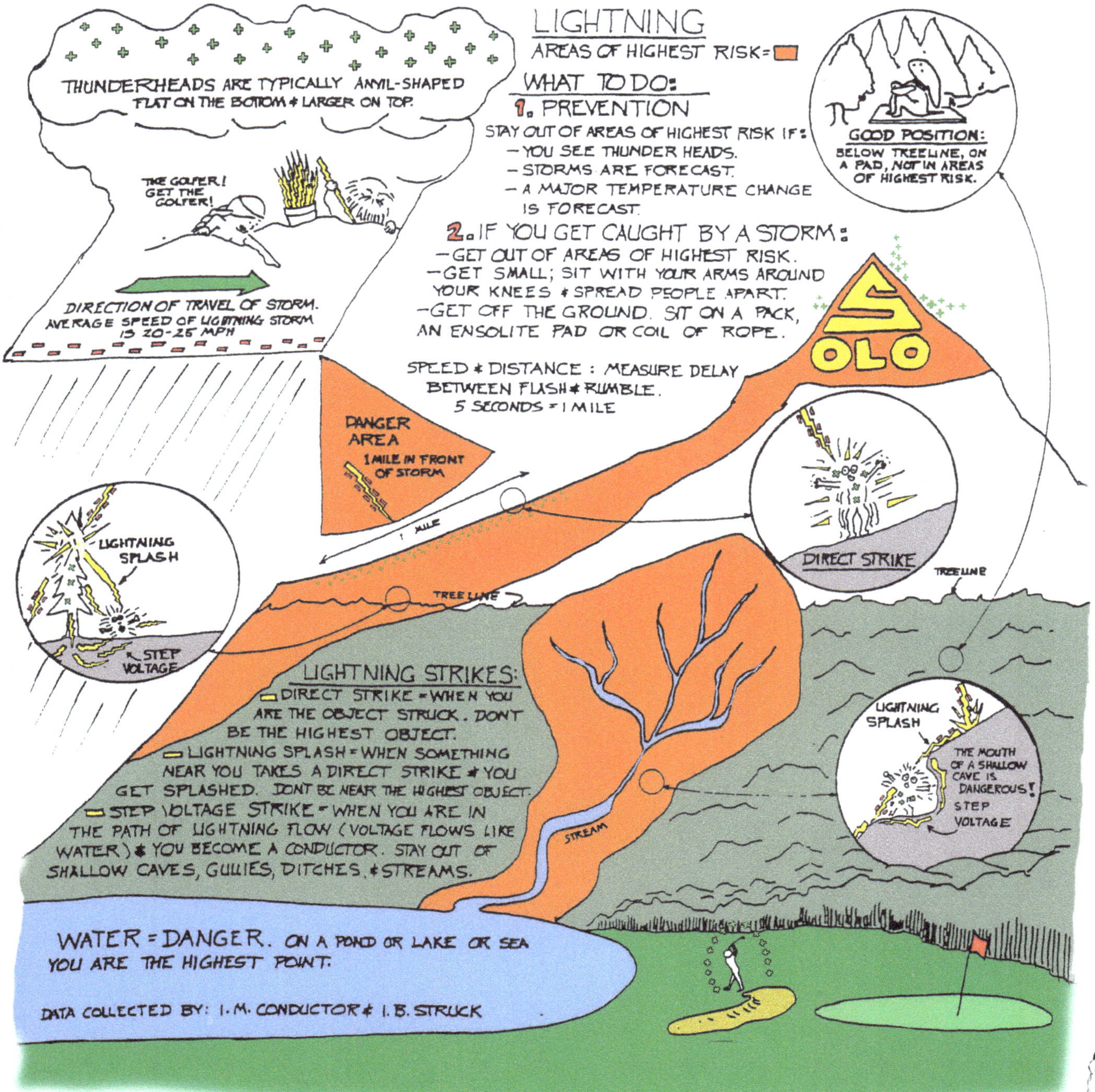

LIGHTNING

AREAS OF HIGHEST RISK = ▭

THUNDERHEADS ARE TYPICALLY ANVIL-SHAPED FLAT ON THE BOTTOM & LARGER ON TOP.

THE GOLFER! GET THE GOLFER!

DIRECTION OF TRAVEL OF STORM. AVERAGE SPEED OF LIGHTNING STORM IS 20-25 MPH

WHAT TO DO:

1. PREVENTION

STAY OUT OF AREAS OF HIGHEST RISK IF:
- YOU SEE THUNDER HEADS.
- STORMS ARE FORECAST.
- A MAJOR TEMPERATURE CHANGE IS FORECAST.

2. IF YOU GET CAUGHT BY A STORM:
- GET OUT OF AREAS OF HIGHEST RISK.
- GET SMALL; SIT WITH YOUR ARMS AROUND YOUR KNEES & SPREAD PEOPLE APART.
- GET OFF THE GROUND. SIT ON A PACK, AN ENSOLITE PAD OR COIL OF ROPE.

SPEED & DISTANCE : MEASURE DELAY BETWEEN FLASH & RUMBLE. 5 SECONDS = 1 MILE

GOOD POSITION: BELOW TREELINE, ON A PAD, NOT IN AREAS OF HIGHEST RISK.

SOLO

DANGER AREA 1 MILE IN FRONT OF STORM

1 MILE

DIRECT STRIKE

TREE LINE

LIGHTNING SPLASH

STEP VOLTAGE

LIGHTNING SPLASH

THE MOUTH OF A SHALLOW CAVE IS DANGEROUS! STEP VOLTAGE

LIGHTNING STRIKES:

- DIRECT STRIKE = WHEN YOU ARE THE OBJECT STRUCK. DON'T BE THE HIGHEST OBJECT.
- LIGHTNING SPLASH = WHEN SOMETHING NEAR YOU TAKES A DIRECT STRIKE & YOU GET SPLASHED. DON'T BE NEAR THE HIGHEST OBJECT.
- STEP VOLTAGE STRIKE = WHEN YOU ARE IN THE PATH OF LIGHTNING FLOW (VOLTAGE FLOWS LIKE WATER) & YOU BECOME A CONDUCTOR. STAY OUT OF SHALLOW CAVES, GULLIES, DITCHES, & STREAMS.

STREAM

WATER = DANGER. ON A POND OR LAKE OR SEA YOU ARE THE HIGHEST POINT.

DATA COLLECTED BY: I.M. CONDUCTOR & I.B. STRUCK

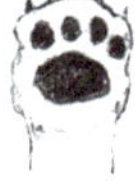

ELEMENTI ESSENZIALI DEL BACKCOUNTRY:

ATTEGGIAMENTO: PENSA POSITIVAMENTE.

- Atteggiamento positivo: convincersi che le cose possono sempre migliorare.
- Voglia di sopravvivere.

CIBO: PRENDITI IL CARBURANTE DA BRUCIARE.

- Alimenti ad alto contenuto di carboidrati che non richiedono preparazione e forniscono energia rapida.
- Alimenti ad alto contenuto di carboidrati che possono essere trasformati in una bevanda calda (Jello).

ACQUA: DISSETATI.

- Minimo 2 litri al giorno se non sei in attività fisica (fino a 1-3 litri/ora se sei in attività fisica).
- Capacità di disinfettare l'acqua (prodotti chimici, filtraggio, ebollizione).

ABBIGLIAMENTO: RIMANI CALDO E ASCIUTTO.

- Indumenti caldi che trattengono il calore anche quando sono bagnati (calze e cappello di ricambio).
- Attrezzatura impermeabile per la pioggia, sia superiore che inferiore (sacchi immondizia o foglie).

RIPARO: ASCIUGATI E RIMANI ASCIUTTO.

- Capacità di improvvisare riparo (25 x 25 cm foglio di plastica, paracord, telo oro-argento
- Comfort & luce (candele raulico).

FUOCO: RISCALDARSI.

- Capacità di accendere un fuoco (fiammiferi impermeabili, tinder, candele).
- Capacità di creare accensione (coltello tascab
- Capacità di riscaldare l'acqua (tazza di latta).

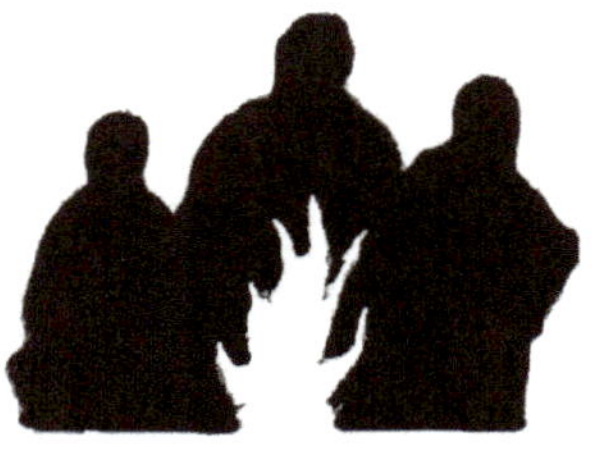

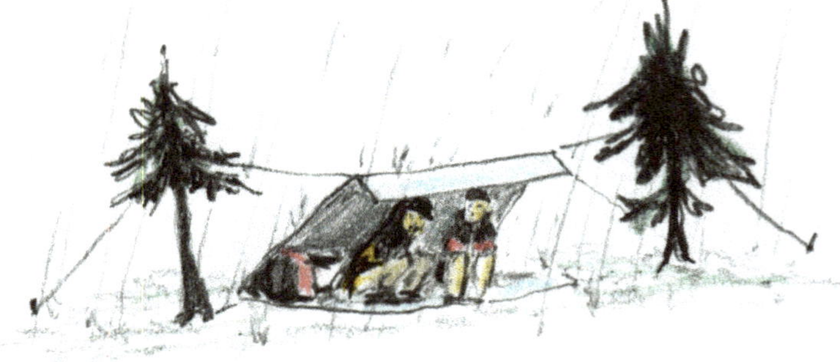

NAVIGAZIONE: SAPERE DOVE STAI ANDANDO.

- Mappa & Bussola; saper usarli.
- Capacità di trovare la strada anche di notte (abilità di ricerca del percorso e torcia elettrica).

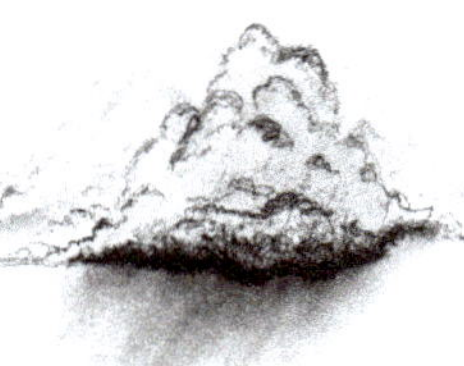

METEO: CONOSCERE L'AMBIENTE.

- Conoscenza di base dei modelli meteorologici.
- Conoscenza di come reagire a condizioni meteorologiche avverse, fulmini, ecc

SEGNALAZIONE: CHIEDI AIUTO.

- Fischietto (preferibilmente di plastica) e specchio per segnalazione (fischio e/o specchio).

ESPERIENZA: PRATICA LE ABILITÀ DI SOPRAVVIVENZA PRIMA DI AVERNE BISOGNO.

- Lo strumento di sopravvivenza più prezioso e versatile è tra le orecchie.

EVITARE LA SITUAZIONE DI SOPRAVVIVENZA:

 Fai un piano e lavora sul piano.

 Conosci i tuoi limiti e i limiti del gruppo.

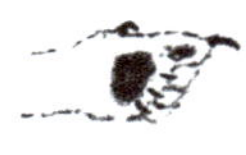

BIVACCO E ABILITÀ DI SOPRAVVIVENZA:

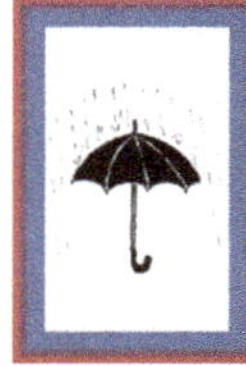

INTERVENTO IN CASO DI CRISI:

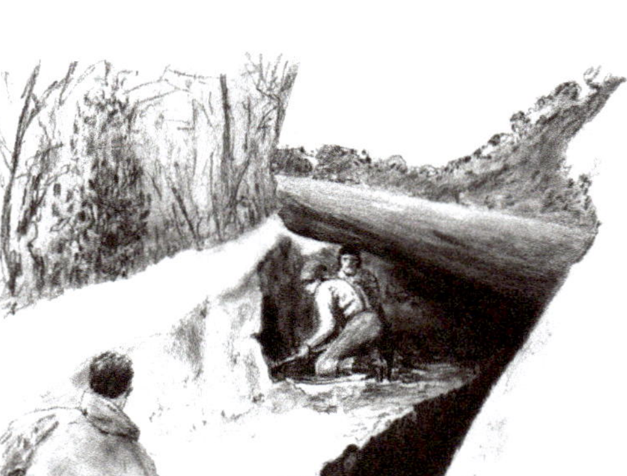

 Preparati al bivacco.

 Mantieni tutti caldi e asciutti.

 Sapere come chiedere aiuto.

 Invia due persone per chiedere aiuto.

 Invia una nota SOAP note.
- Specifica se il gruppo può restare in posizione.
- Invia una mappa con la tua posizione esatta segnata su di essa.
- Sapere come preparare un fuoco e renderlo molto grande, facile da avvistare (nastro del geometra).

Fattori che contribuiscono a una crisi:

 Stanchezza, assunzione di impegni eccessivi.

 Spingere forte o correre per arrivare da qualche parte

 Tempo.

 Guasto dell'apparecchiatura o, più spesso, dell'attrezzatura sbagliata.

 Mancanza di attrezzature.

 Problemi di personalità.

 Scarso giudizio, prendere decisioni sbagliate per ragioni sbagliate: l'ego.

SE VUOI ESSERE TROVATO:

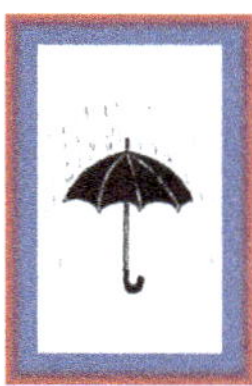

 "Abbraccia un albero" - Stai fermo, non vagare

 Fatevi notare e siate evidenti:

- Accendi un fuoco che faccia molto fumo.
- Posiziona lunghi pezzi di nastro per geometri dai colori vivaci.
- Segna l'area con rami spezzati, vestiti.

KIT BIVACCO: I 16 ELEMENTI ESSENZIALI PER IL TUO ZAINO:

Opzione migliore: portare con sé un kit-bivacco dentro a un sacco

- Cappello di ricambio: passamontagna; può coprire tutto il viso e il collo.
- Calzini di ricambio, che possono essere utilizzati come guanti di emergenza.
- Telo oro-argento o grande sacco per la spazzatura o per la raccolta foglie.
- Tazza di metallo: che puoi tenere sopra una candela o a un fuoco per sciogliere la neve
- JELL-O - con zucchero.
- Caramelle dure, con zucchero.
- Fiammiferi impermeabili: ad alcune persone piace portare anche un accendino.
- Fiammiferi impermeabili: ad alcune persone piace portare anche un accendino.
- Bussola.
- Fischio e/o specchio di segnalazione.
- Coltello..
- Corda del paracadute— 2.5 m.
- Nastro di geometra: colore brillante.
- Plastica 6 mil o telo - 3x3 m.
- Carta e matita.
- Nastro adesivo.

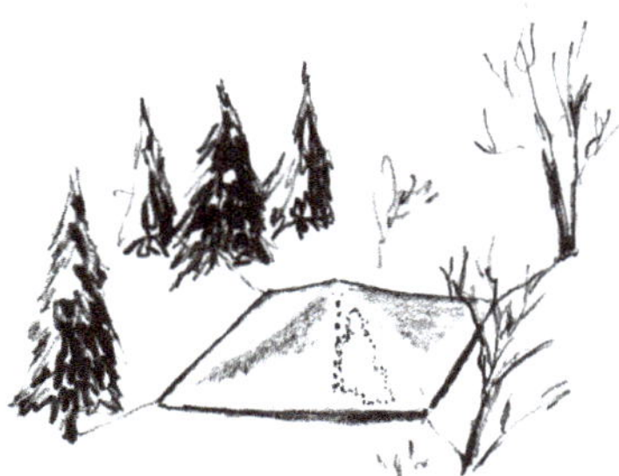

Abilità del bivacco: cosa fare con ciò che hai:

Rifugi improvvisati - bivacchi:

- Bivacco con condizioni meteorologiche avverse: "a prova di bomba".
- Tettoia: spaziosa, ma facilmente smontabile.
- Opzione peggiore: sei da solo, "E Se!" Non hai CIBO, Non hai ACQUA, Non hai un RIPARO?

Niente cumuli di neve:

- Grandi alberi a strapiombo.
- Strapiombi e grotte.

Neve— cumuli di neve = Rifugio di neve:

- Trincee di neve.
- Grotte di neve.
- Grandi sempreverdi con rami vicini al terreno.

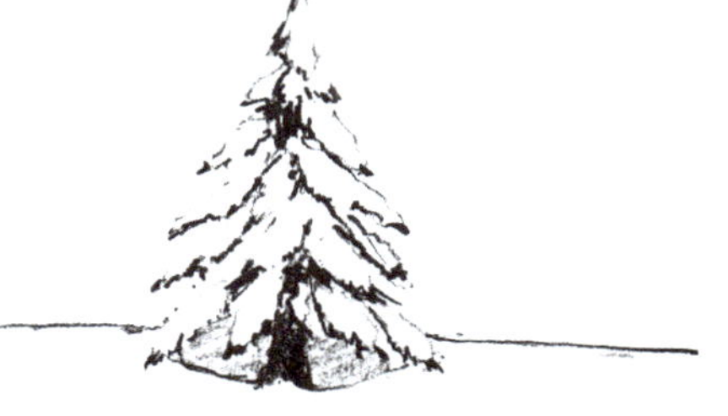
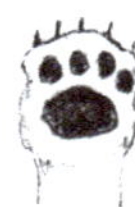

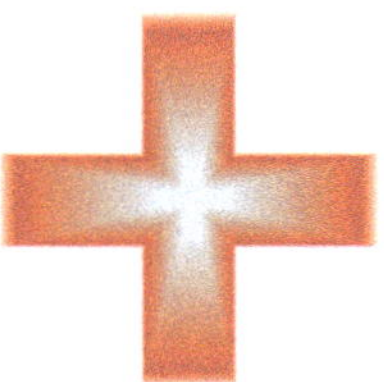

CAPITOLO QUARTO

LESIONI DEI TESSUTI MOLLI

MOLLI

&

EMERGENZE MEDICHE

Dalle ferite minori alla terapia intensiva

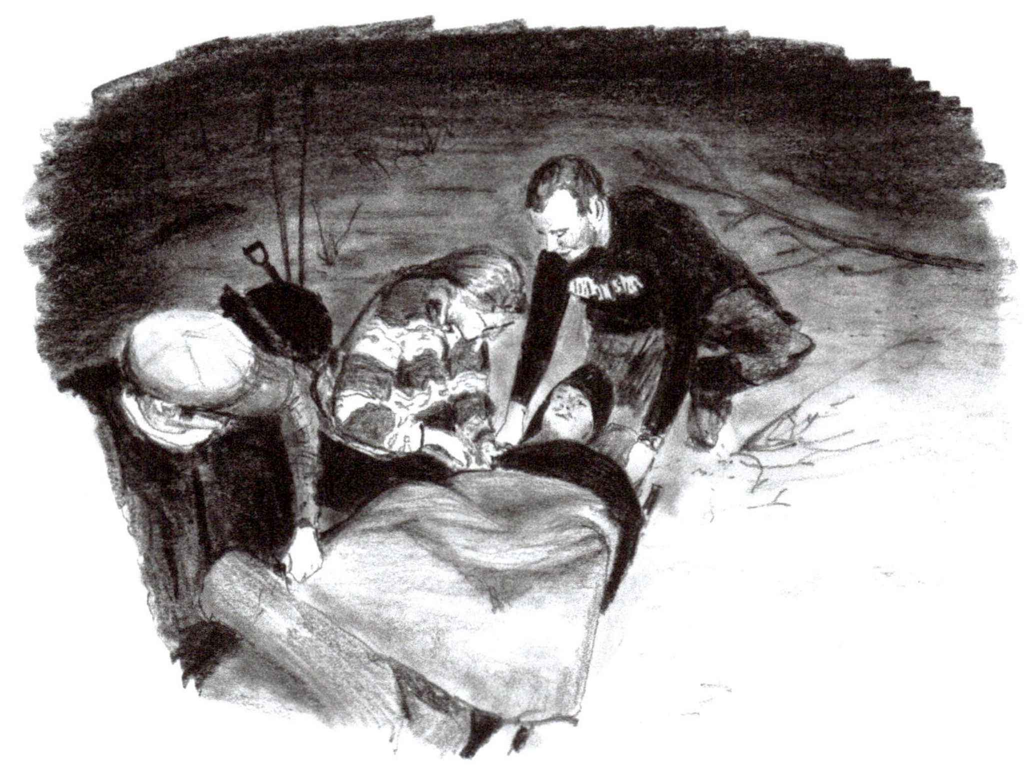

LESIONI DEI TESSUTI MOLLI:

TESSUTI MOLLI:

- Tutto, eccetto le ossa.
- Questa sezione si concentra su ferite e lesioni della pelle e delle strutture immediatamente sottostanti: grasso, muscoli e vasi sanguigni.

Ricorda: Precauzioni per tutti i fluidi corporei - ISC

I TUBI: ARTERIE, VENE E CAPILLARI

Tubi muscolari che si espandono e si contraggono a seconda del flusso sanguigno richiesto.

- Le arterie sono i vasi sanguigni che partono dal cuore.
    - Sono in pressione: la pressione sanguigna sistolica - da 100 a 120 mmHg
    - Le arterie sono profonde, protette, situate sotto i muscoli direttamente sopra le ossa.
    - Quando le arterie vengono recise, il sangue schizza a fiotti, questo accade raramente.
- Le vene sono i vasi sanguigni che ritornano al cuore
    - Sono sottoposti a pochissima pressione, da 10 a 20 mmHg
    - Le vene sono superficiali e possono essere viste e sentite sotto la pelle.
    - Quando le vene vengono recise, drenano il sangue. Quanto dipende dal diametro della vena
- I capillari sono i piccoli vasi sanguigni che trasportano l'ossigeno alle cellule.
    - Sono microscopici.
    - Sono i vasi più abbondanti nel corpo.
    - Un chilo di tessuto corporeo ha 1,6 Km di capillari.
    - I capillari della pelle si espandono e si contraggono per controllare il sangue verso la pelle.
    - Quando vengono recisi, filtrano o trasudano sangue.

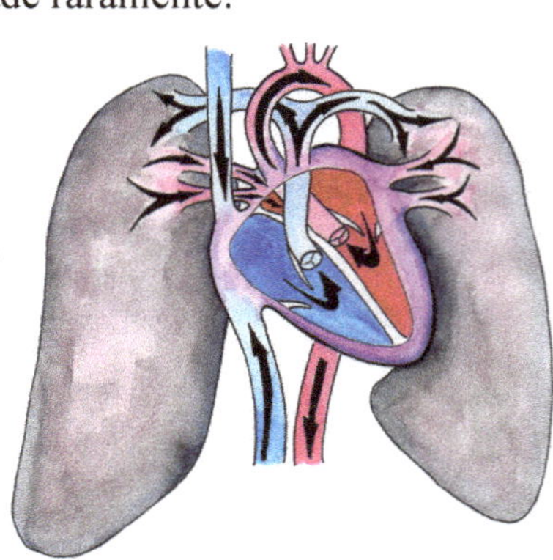

IL LIQUIDO: SANGUE – "LA ROBA ROSSA"

- Trasporta ossigeno, sostanze nutritive e acqua a tutte le cellule del corpo.
- Porta via l'anidride carbonica e i prodotti di scarto.
- Trasporta il calore nelle estremità.
- La perdita di sangue provoca una condizione potenzialmente pericolosa per la vita: SHOCK.

PRINCIPI DI GESTIONE DELLE LESIONI DEI TESSUTI MOLLI:

- Controllo del sanguinamento
- Pulizia
- Bendaggio
- Monitoraggio

Ferma l'emorragia!

PRESSIONE DIRETTA

- Applica una pressione diretta sulla ferita con le mani, indossando i guanti.
- Se possibile, posiziona del materiale assorbente, come le garze, sopra la ferita prima di fare pressione: agirà come una spugna e aiuterà a mantenere il sangue in posizione.
- Poiché la stragrande maggioranza dell'emorragia è venosa, è a bassa pressione e di solito può essere controllata con una leggera pressione diretta.
  - Potrebbero essere necessari 10 – 20 minuti per fermare completamente l'emorragia
- Una volta che l'emorragia si è fermata, mantieni la pressione diretta per altri dieci minuti, al fine di consentire la formazione dei coaguli di sangue.

MEDICAZIONE A PRESSIONE

- Se una ferita continua a sanguinare, o hai bisogno di fare altre cose per il tuo paziente, puoi applicare una medicazione a pressione, che manterrà una leggera pressione al posto tuo.

BENDA TAMPONE

- Per una emorragia masiva in cui non è possibile utilizzare un laccio emostatico, procedi con il bendaggio della ferita con una garza (garza emostatica), una garza semplice o un panno pulito e quindi applica una pressione con entrambe le mani (protette dai guanti).
- Applica una pressione costante con entrambe le mani direttamente sopra la ferita sanguinante. Devi premere forte sull'emorragia e continuare a premere verso il basso.

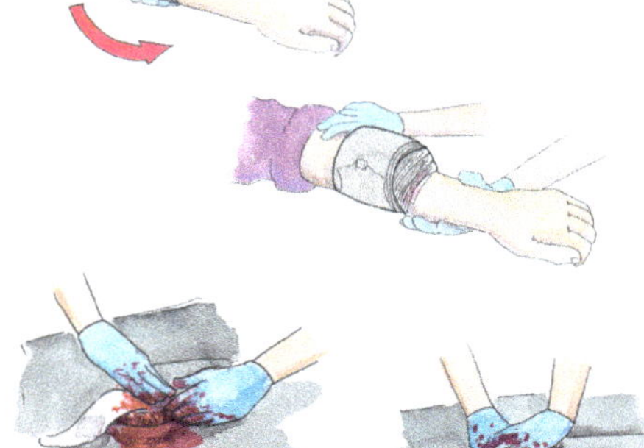

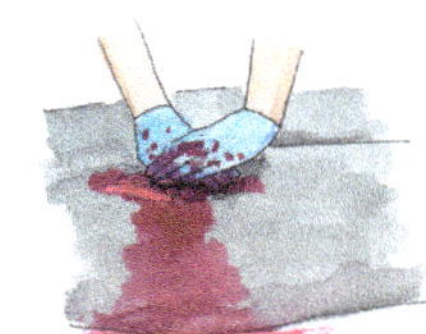

LACCIO EMOSTATICO

Se tutti i tuoi sforzi per fermare l'emorragia non funzionano, e pensi che il paziente potrebbe morire, devi utilizzare un laccio emostatico. Il laccio emostatico è raramente necessario: non applicarlo a ferite semplici come un sanguinamento venoso; quasi tutte le emorragie possono essere controllate con una pressione diretta e una medicazione a pressione. Un esempio di una situazione in cui potrebbe essere necessario un laccio emostatico sarebbe una lacerazione di un'arteria (ad esempio, femorale o brachiale) in una gamba o in un braccio.

- Un laccio emostatico deve essere usato solo per una emorragia arteriosa potenzialmente letale in un'estremità che non può essere controllata in nessun altro modo: amputazione di un braccio o una gamba.
- I lacci emostatici sono usati solo sulle estremità.

Laccio improvvisato

1. 1.Avvolgere un'ampia fascia intorno all'estremità, non sopra i vestiti, almeno da 2 "a 3" prossimale al sanguinamento e non sopra il gomito o il ginocchio.

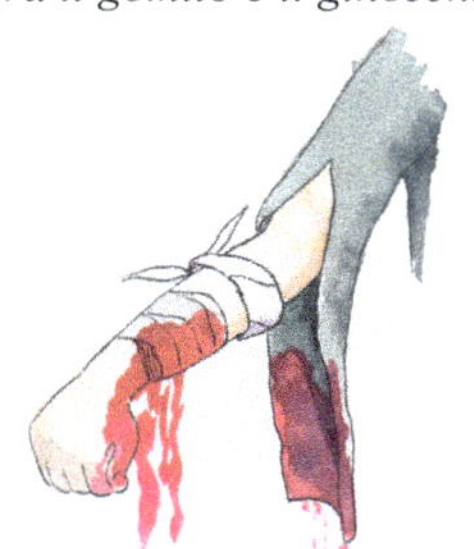

Posizionare il laccio sopra, o prossimale, alla lesione

2. Fai un nodo semplice nella fascia

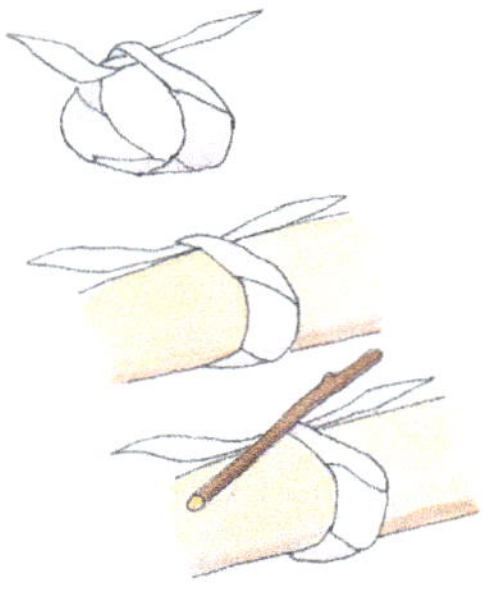

3. Posizionare un bastone da 15 cm o una barra sopra il nodo e legalo con un secondo nodo a protezione.

4. Uso del bastone come verricello, ruotalo per stringere la fascia.

5. Stringi il verricello fino a quando sia l'emorragia che il battito distale si sia fermato.

6. Fissa l'estremità libera del verricello in posizione con un'altra banda o nastro.

7. Scrivi una "T" maiuscola e l'ora di applicazione sulla fronte del paziente.

8. I Se possibile, fai un impacco freddo sull'estremità per aumentare la durata di sopravvivenza, proprio come in una amputazione.

9. Evacuazione immediata.

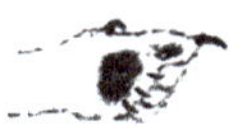

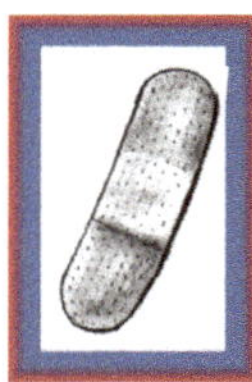

LESIONI SPECIFICHE DEI TESSUTI MOLLI:

Contusioni:

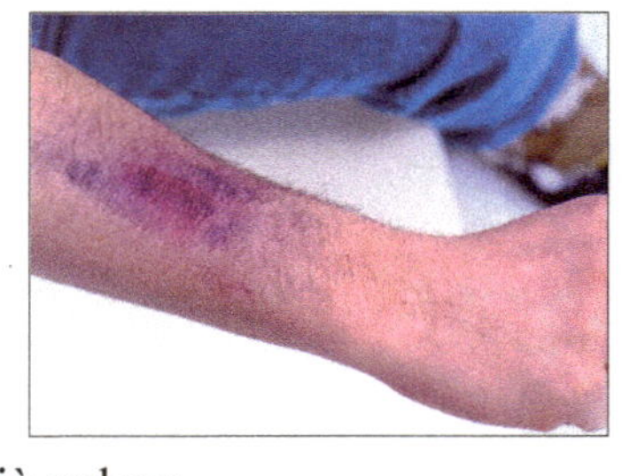

■ Lividi: lieve gonfiore, scolorimento, può essere doloroso.

 Riposo, ghiaccio, compressione ed elevazione (RICE) per limitare il gonfiore.

 Proteggi e osserva attentamente le lesioni quando fa freddo poiché si congelerà più veloce mente del solito.

Abrasioni:

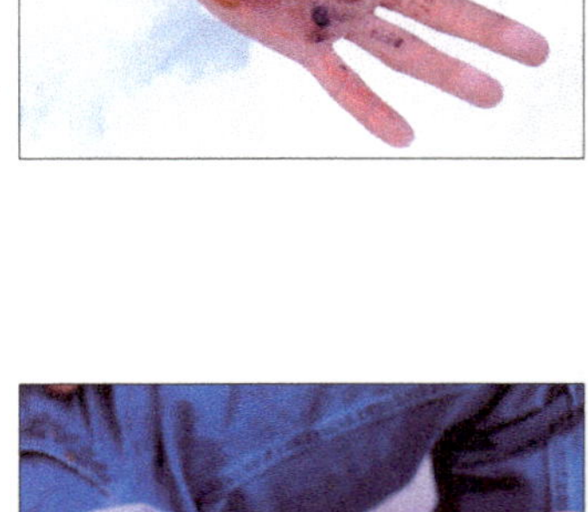

■ I graffi possono essere dolorosi, sporchi e possono facilmente infettarsi.

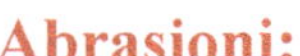 Minimo sanguinamento; finché la ferita è indolore, strofinare con acqua e sapone.

 Lascia asciugare all'aria prima di bendare.

 È possibile applicare unguento antibiotico per il comfort.

Lacerazioni/Incisioni:

■ Può sanguinare abbondantemente o richiedere una medicazione a pressione.

 Controlla il sanguinamento e mantenere l'emostasi per 20-30 minuti.

 Pulire bene con abbondante irrigazione.

 Se di grande dimensione, controlla il sanguinamento, pulisci, non chiudere ermeticamente.

 Se suturato o chiuso, è probabile che si infetti. Potrebbe essere necessario riaprirlo.

Avulsione del lembo:

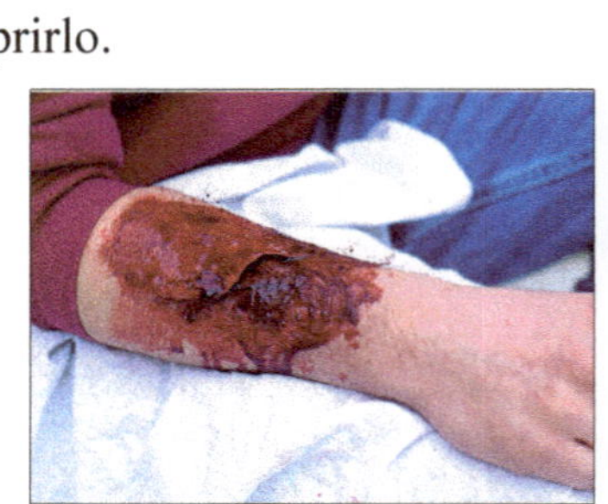

■ Strappato su tre lati, un lato è ancora attaccato.

 Controllare il sanguinamento; quindi risciacquare il lembo con acqua e bendarlo nella sua posizione anatomica.

Amputazione:

- Una parte del corpo è completamente recisa.

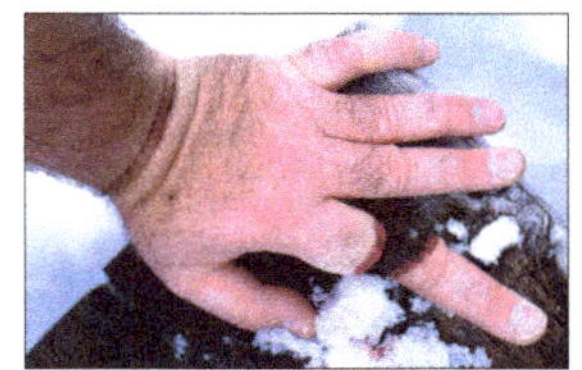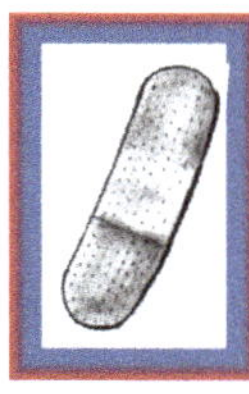

  - ☑ Avvolgere la parte in una medicazione sterile umida e sigillarla in un sacchetto di plastica.

  - ☑ Immergere la sacca in acqua ghiacciata ed ospedalizza sia il paziente che la parte amputata in ospedale.

Forature:

- Piccola ferita penetrante nella pelle.

  - ☑ Schiaccia delicatamente e provoca un po' di sanguinamento e lava la ferita.

  - ☑ Monitora l'infezione, ferita che maggiori probabilità di diventare infetta.

Oggetti conficcati:

- C'è qualcosa di conficcato nel corpo che non gli appartiene.

  - ☑ Usa il buon senso; se facilmente rimovibile, rimuoverlo.

  - ☑ Una volta rimosso, utilizza la pressione diretta per controllare il sanguinamento.

- L'oggetto conficcato può essere rimosso se:

  - ☑ È in un'estremità.

  - ☑ È nella guancia del viso (o glutei).

  - ☑ È metallo in un ambiente freddo.

  - ☑ È troppo grande o difficile da tagliare.

- Non rimuovere gli oggetti conficcati se: (Questi oggetti devono essere fasciati in posizione.)
  - ■ Nel cranio o nel collo.
  - ■ Nel petto, possibilmente nei polmoni.
  - ■ Nell'addome, possibilmente penetrante.

- E gli ami da pesca?

  - ☑ Si rimuove facilmente spingendo lontano dall'ardiglione e indietreggiando .

LESIONI DEI TESSUTI MOLLI:

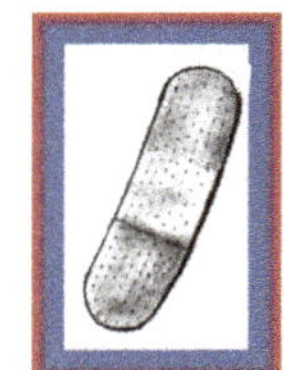

CURA DELLE FERITE A LUNGO TERMINE:
L'ASSISTENZA DEFINITIVA SARA' DATA DOPO 24 ORE :

Prevenire l'infezione e favorire la guarigione attraverso:

- Pulire correttamente la ferita, una volta che il sanguinamento è stato controllato per 20-30 minuti:

  - ✓ Rimuovere le medicazioni e ispezionare attentamente la ferita.

  - ✓ Controllare la circolazione, la sensazione e il movimento (CSM) distale alla lesione.

  - ✓ Sbrigliare, rimuovere qualsiasi corpo estraneo nella ferita come bastoni, erba, ecc.

  - ✓ Pulire intorno alla ferita con acqua e sapone o con una soluzione diluita di iodio.

  - ✓ Pulire la ferita mediante irrigazione con un flusso forte di acqua sterile o una soluzione diluita di iodio utilizzando una siringa di irrigazione o una bottiglia d'acqua.

  - ✓ Coprire la ferita con medicazione sterile, mantenendola pulita e asciutta.

  - ✓ Fasciare la medicazione sterile in posizione.

  - ✓ Cambia le medicazioni ogni 12 ore ed esamina la ferita per segni di infezione.

Ma cosa succede se...

- Se la ferita è sporca o non può essere mantenuta pulita e asciutta:

  - ✓ Coprire la ferita con una medicazione imbevuta di soluzione diluita allo iodio al 2%

  - ✓ Cambia ogni 6 ore.

- La CSM è compromessa a livello distale rispetto alla lesione:

  - ✓ Procedi a quanto sopra descritto.

  - ✓ Quindi stecca.

  - ✓ Quindi evacua.

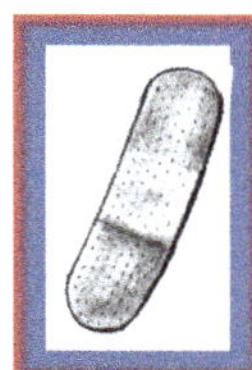

LA CURA DELLE FERITE COSA FARE E COSA NON FARE:

COSA FARE

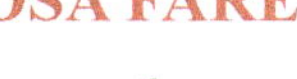 Proteggere da ulteriori lesioni, congelamento e dalla contaminazione mediante un adeguato bendaggio.

COSA NON FARE

 Non chiudere strettamente una ferita con bende a farfalla o sutura.

 Non riempire la ferita con un unguento antibiotico.

 Non lasciare una medicazione a pressione in posizione per più di 20 minuti..

 Non permettere alla ferita di congelarsi.

 Non aver paura di causare dolore per pulire correttamente una ferita.

QUANDO DOVRESTI OSPEDALIZZARE PER SUTURARE UNA FERITA?

- Se il taglio passa attraverso la pelle (provoca l'apertura) ed è più lungo di 2.5 cm, riparazione cosmetica.
- Se il taglio è in faccia, mani o sopra un'articolazione.
- Se c'è una lesione a un nervo a un legamento o ad un tendine.
- Verificare la presenza di CIRCOLAZIONE distale, SENSIBILITA' e MOVIMENTO.

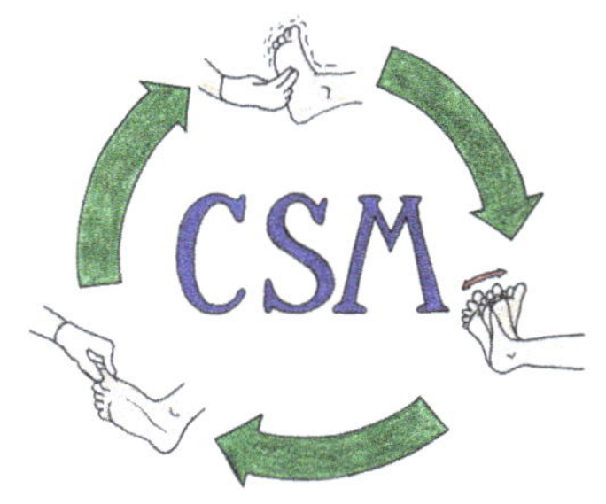

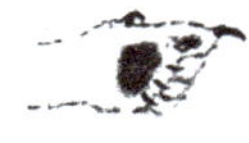

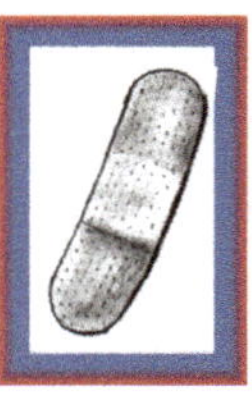

INFEZIONI:

- Causato dalla contaminazione della ferita dai batteri.
- I batteri vogliono stare al caldo, umido e al buio
- I batteri raddoppiano (si riproducono) ogni 30 minuti a 37°C.
- Segni e sintomi di un'infezione sono il risultato della risposta del sistema immunitario ai batteri invasori.
- Rischio tetano; quando è stato vaccinato (valido 10 anni).

Rapid Reproduction of Bacteria

No. of Bacteria	Elapsed Hours	
1	0	—
16	2	Decine
256	4	centinaia
1,024	5	mille
131,072	8.5	centinaia di migliaia
1,048,376	10	Milioni
1,073,537,024	15	Miliardi
1,024,000,000,000	20	Trilioni
256,000,000,000,000	24	256 trilioni di affamati poco bocche da sfamare

Segni di infezione:

Precoce: localizzato sulla pelle e sulla zona della ferita:

- Rosso (rubor) - a causa di letti capillari dilatati, aumento del flusso sanguigno nell'area.
- Caldo (calor) - a causa dell'aumento del flusso sanguigno.
- Gonfio (tumore) - a causa dell'aumento del flusso sanguigno.
- Tenero (dolor) - a causa del gonfiore.

Tardivo—grave potenzialmente pericoloso per la vita:

- Formazione di pus: raccolta di globuli bianchi, può essere drenante dalla ferita.
- Striature all'estremità, a causa dell'infezione che risale sui vasi linfatici..
- Linfonodi gonfi e teneri: l'infezione ha raggiunto i linfonodi.
- Febbre e brividi: un segno che l'infezione si sta diffondendo sistematicamente, shock settico.

Trattamento delle infezioni della pelle:

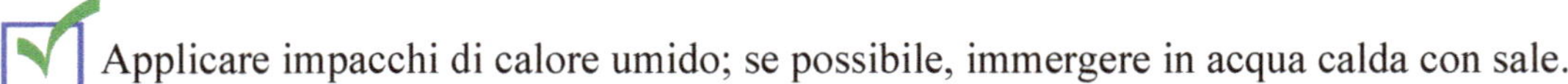 Applicare impacchi di calore umido; se possibile, immergere in acqua calda con sale.

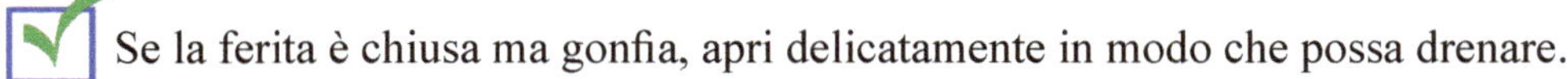 Se la ferita è chiusa ma gonfia, apri delicatamente in modo che possa drenare.

Ospedalizza il prima possibile se si sviluppano striature rosse e/o febbre.

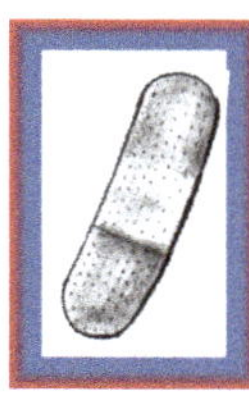

USTIONI

USTIONI TERMICHE

Trattamento: estrai il calore:

- ✓ Rimuovi gli indumenti sopra e intorno al sito di combustione

- ✓ Immergi in acqua fredda l'ustione con acqua per 15 minuti.

Superficiale: ustioni di primo e secondo grado:

- Aspetto: l'area dell'ustione diventerà rossa e potrebbe formare vesciche, ma il paziente ha una sensazione piena.

  - ✓ Immergi in acqua fredda l'ustione con acqua per 15 minuti.

  - ✓ Proteggi con una medicazione sterile e umida.

  - ✓ Ospedalizza se l'area bruciata è superiore alle dimensioni del palmo della mano.

  - ✓ Se l'area bruciata è grande e dolorosa, copri con medicazioni umide per il comfort durante l'ospedalizzazione.

Profondo: Terzo Grado

- Aspetto: l'area dell'ustione può essere rossa, bianca, carbonizzata, vesciche, ma non c'è sensibilizzazione; l'ustione è abbastanza profonda da distruggere i nervi sensoriali.

  - ✓ Tutte le ustioni profonde devono essere ospedalizzate.

  - ✓ Immergi in acqua fredda l'ustione con acqua per 15 minuti.

  - ✓ Copri con una medicazione umida e una benda impermeabile per evitare l'evaporazione.

  - ✓ Idrata: forza il paziente a bere liquidi poiché le ustioni possono causare grave disidratazione.

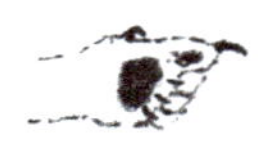

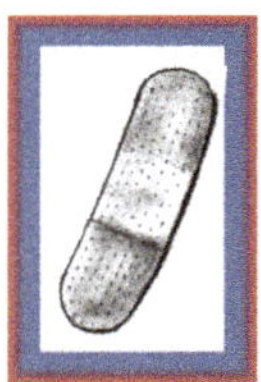

VESCICA:

- Causata dall'attrito contro la pelle che costringe gli strati della pelle a separarsi.
- Le cause comuni sono uno scarpone slacciato o la scarpa che sfrega contro il tallone, o un manico di pala o un telaio a remi che sfregano contro i palmi delle mani.
- Il corpo reagisce all'abuso secernendo acqua nell'area del trauma.
- Le vesciche iniziano come un "punto caldo" che, se non curato, cresce fino a diventare una vescica o una macchia piena d'acqua.

Trattamento:

- Reagisci al dolore o al "punto caldo".

  - ☑ Se sul piede, rimuovi il calzino e lo scarpone e applica del nastro adesivo sul punto caldo.

  - ☑ Quindi rivesti il piede prestando attenzione a come si adatta la calza e lo scarpone.

- Se si è formata una vescica piena di liquido, tratta e proteggi correttamente la vescica.

  - ☑ Pulire l'area intorno alla vescica.

  - ☑ Drena la vescica praticando piccoli fori intorno alla base con un ago sterile e comprimi delicatamente vescica per far uscire il liquido.

  - ☑ Circonda la vescia con imbottitura, moleskin, molefoam, Spenco Second Skin, ecc.

  - ☑ Riempi il vuoto creato dalla medicazione della vescica con un unguento antibiotico, per proteggere la pelle fragile e ridurre al minimo l'attrito.

  - ☑ Copri l'area della vescica e l'imbottitura con del nastro adesivo.

  - ☑ Se sul piede, rivesti il piede.

  - ☑ Pulire ogni giorno e monitorare i segni di infezione.

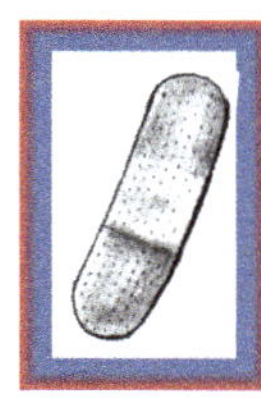

PREVENZIONE:

- Calzini - sottile sulla pelle, spessi sopra gli stivali.
- Correttamente aderenti (usati).
- Reagisci presto al dolore o ai punti caldi.
- Mantieni i piedi asciutti: i piedi bagnati favoriscono la formazione di vesciche.

punto caldo

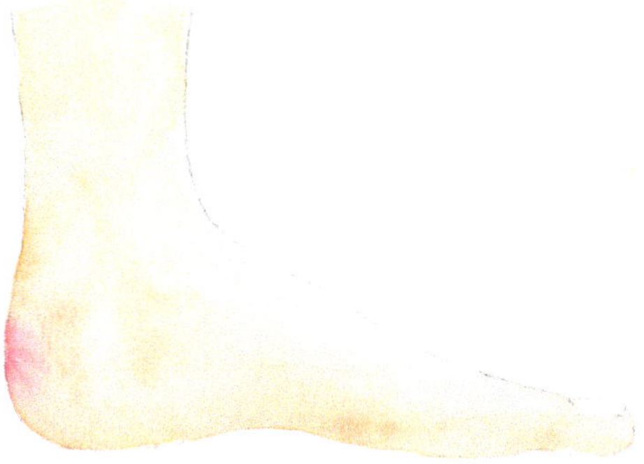

vescica

pulire, forare e sgonfiare

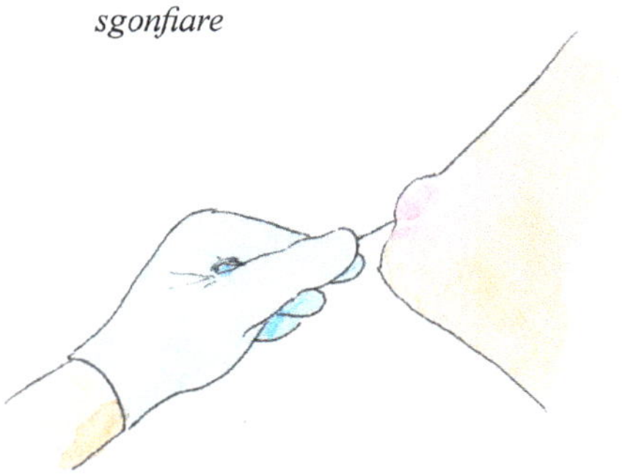

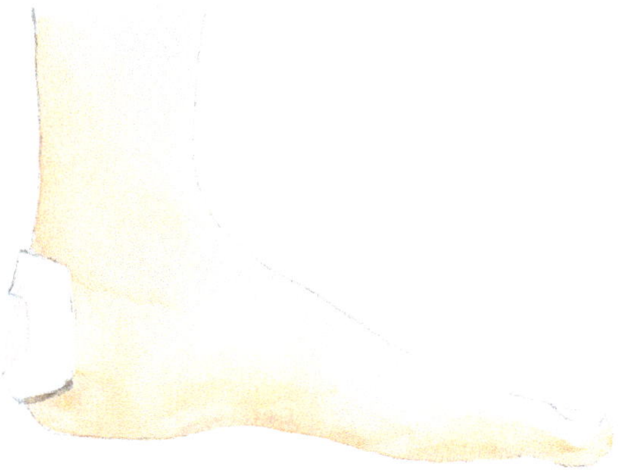

*Protezione con imbotti-
tura a ciambella; riempi il
vuoto della ciambella con
unguento antibiotico*

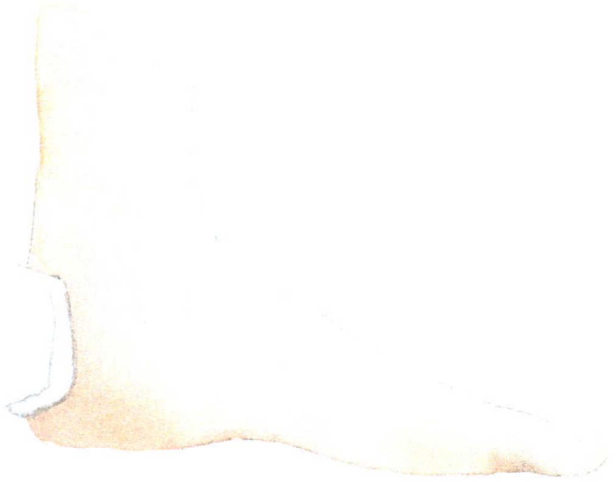

*proteggi e
copri*

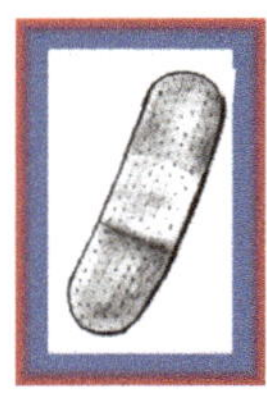

LESIONI DEI TESSUTI MOLLI

ABILITA' NEL BENDAGGIO:

Medicazione: materiale sterile messo direttamente sulla ferita.

- Tamponi di garza sterili: medicazioni per traumi da 5x5 o 10x10 cm.

Bendaggio: pezzo di materiale che tiene la medicazione in posizione.

- Benda Triangolare: Un grande pezzo triangolare di materiale che viene utilizzato in modi molto intelligenti per bendare le medicazioni.
- Benda ACE: materiale elastico largo da 5 a 15 cm che può essere utilizzato per contenere medicazioni e anche per applicare una compressione.
- Garza a rullo / Kling: materiale morbido e soffice in rotolo, largo da 2.5 a 15 cm che può essere avvolto per tenere ferma la medicazione.

Bende specifiche:

- **Bendaggio testa:** per bendaggio alla testa.

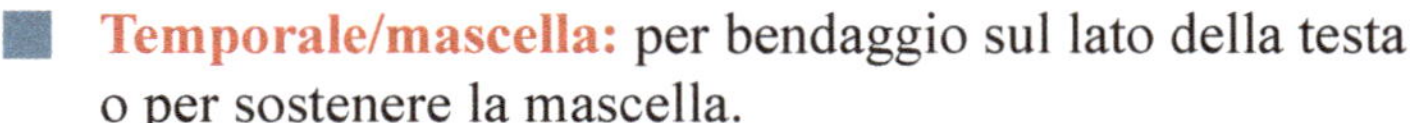

- **Temporale/mascella:** per bendaggio sul lato della testa o per sostenere la mascella.

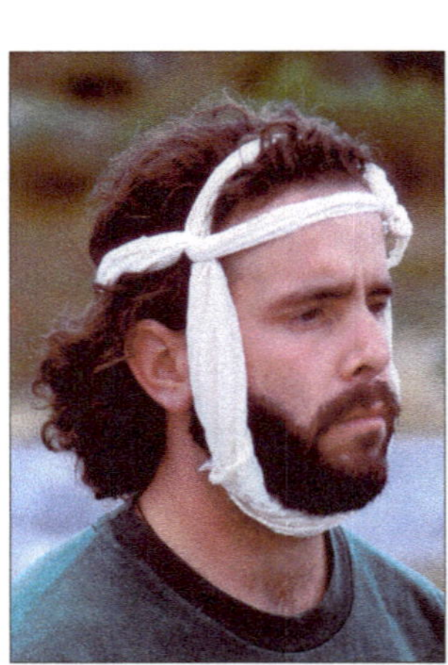

- **Spalla:** per bendaggio alla spalla o sulla parte superiore del braccio e mantiene la possibilità di movimento.

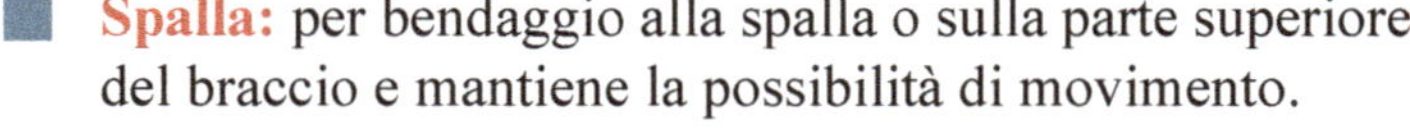
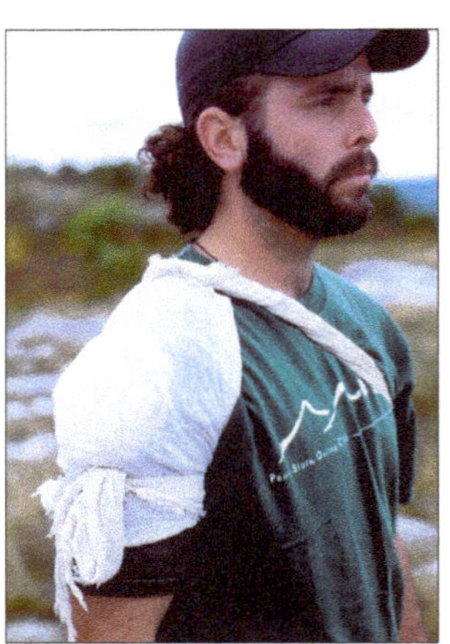

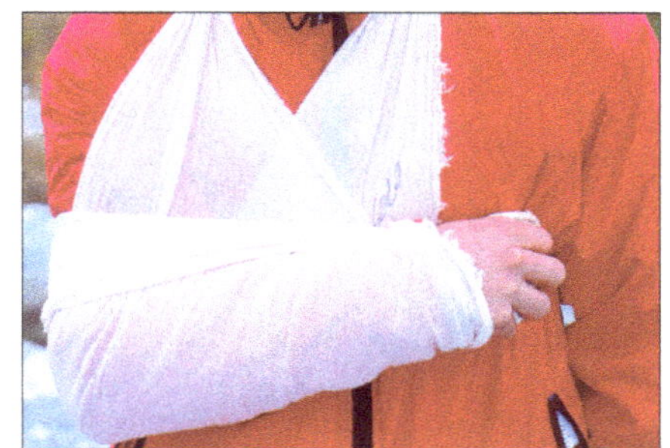

- **Imbracatura e fascia del braccio:** per sostenere la spalla, la parte superiore del braccio, il gomito, l'avambraccio o il polso.

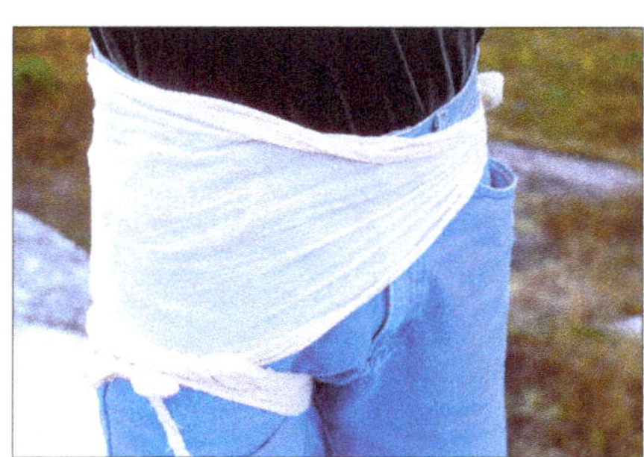

- **Anca:** per bendaggio di una medicazione sull'anca o sui glutei mantenendo l'intera capacità di movimento dell'anca.

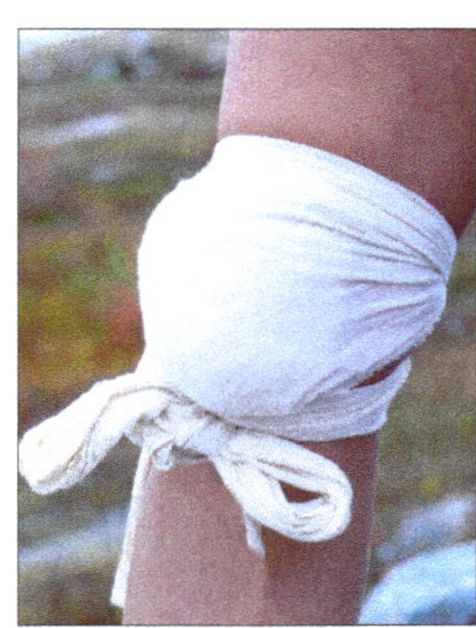

- **Ginocchio:** per bendare una medicazione sul ginocchio e mantenere la capacità completa di movimento.

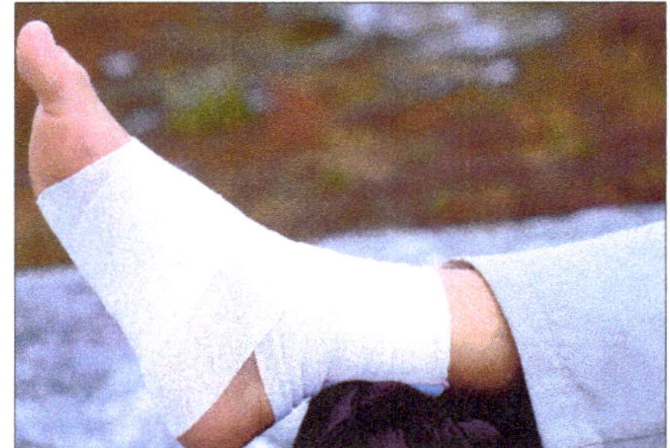

- **Distorsione alla caviglia:** RISO
(Se necessario, utilizza la benda alla caviglia mostrata nel capitolo Muscolo-scheletrico.)

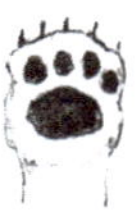

EMERGENZE MEDICHE E CURE IMMEDIATE:

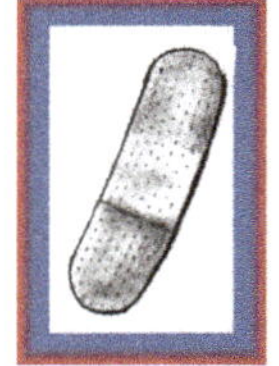

Questi sono problemi rari ma potenzialmente pericolosi per la vita e devi essere in grado di riconoscerli e gestirli. Una buona valutazione di solito ti fornirà una diagnosi.

CAMBIAMENTO NEL LIVELLO DI COSCIENZA:

Il livello di coscienza (LOC) è mantenuto dal cervello; quindi, qualsiasi cambiamento indica un problema cerebrale. Segni e sintomi:

- ☑ Cambiamento di personalità.

- ☑ LOC deteriorato, **A > V > P > U > Morte**

- ☑ Attività convulsiva.

Cause: il cervello ha bisogno quattro cose per sopravvivere e prosperare; cause che cambiano il LOC:

- ☑ Ossigeno (ipossia).

- ☑ Carboidrati (glucosio, ipo/iperglicemia).

- ☑ Temperatura corretta, 98,60F/370C (ipo/ipertermia).

- ☑ Pressione corretta = pressione intracranica (ICP).

Principi di gestione

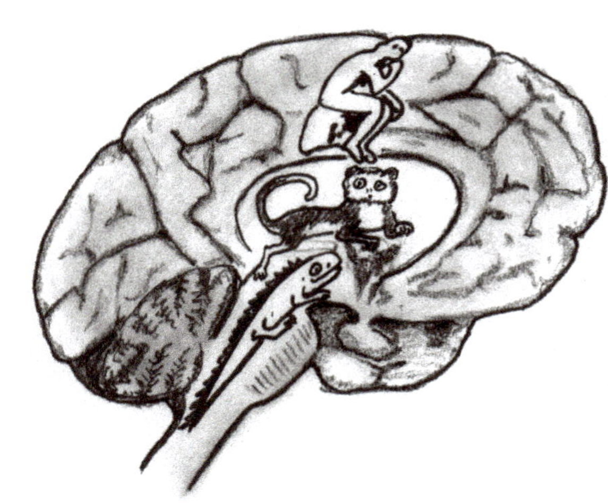

- ☑ Mantenere e monitorare le vie aeree e la respirazione.

- ☑ Mettere in posizione laterale di sicurezza per proteggere le vie aeree.

- ☑ Se la frequenza respiratoria è inferiore a 10 o superiore a 30, aiuta la respirazione: 1 respiro ogni 5".

- ☑ Riconosci il problema in anticipo, ospedalizza presto, c'è tendenza al peggioramento costante.

- ☑ Se sospetti un'emergenza diabetica, dai dello zucchero.

- ☑ Chiedi aiuto; questo paziente deve essere ospedalizzato al più presto.

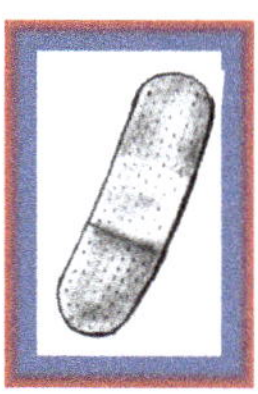

SHORTNESS OF BREATH (SOB)—AIRWAY, BREATHING:

- Il cervello percepisce che non sta ricevendo abbastanza ossigeno, quindi provoca una sensazione di SOB.
- Quindi, o non c'è abbastanza ossigeno che arriva al sangue, o non c'è abbastanza sangue ossigenato che arriva al cervello.

Segni e sintomi:

- Sensazione di mancanza d'aria.
- Respirazione rapida superficiale o profonda.
- Colore della pelle da pallido a cianotico (blu) all'aumentare dell'ipossia.
- Il respiro può essere sibilante.

Cause:

- Polmoni: asma (respiro sibilante).
- Polmoni: pneumotorace (nessun respiro suona su un lato).
- Polmoni: edema polmonare, polmonite (crepitii).
- Polmoni: emboli polmonari (dispnea).
- Cuore: MI, angina (dolore toracico).
- Anafilassi, ansia, altitudine.

Principi di gestione:

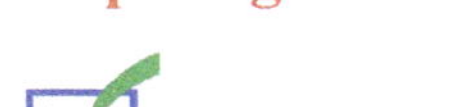

Guarda: se il paziente ha difficoltà nel respirare, bocca aperta, sforzo evidente. È cianotico; ha l'orticaria?

Ascolta: i suoni del respiro: c'è respiro sibilante, gorgoglio o nessun suono di respirazione nemmeno da un lato?

- Sostieni le respirazioni; fallo sedere per aiutarlo.
- Se non riesce ad introdurre aria a sufficienza, aiutalo a respirare.
- e asmatico, puoi usare **il SUO** inalatore: Albuterol Metered Dose Inhaler (MDI), 2 inalazioni ogni 10 minuti fino a quando la respirazione migliora (fino a 4 volte), quindi 2 inalazioni ogni 4 ore.

e ha questi sintomi, chiedi aiuto: questo paziente deve essere ospedalizzato **al più presto**.

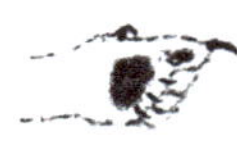

ASMA

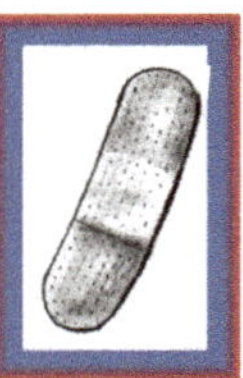

Gli allergeni nelle vie aeree causano gonfiore, broncospasmo e aumento della produzione mucosa nei bronchioli. Ciò fa sì che i bronchioli si restringano con conseguente respiro sibilante, intrappolando l'aria con mancanza di respiro.

Segni e sintomi:

- Mancanza di respiro.

Trattamento:

- CALMA il paziente e mantieni la calma.
- Mettilo in posizione di comfort (di solito seduto o semi-seduto
- Fai una buona valutazione-AMPLE: scopri se usa farmaci, se ce ne sono, se gli ha già presi.
- Assistilo con l'uso dell'inalatore di salvataggio con dose misurata, Albuterol,o Xopenex.
- Incoraggia la respirazione con labbra chiuse per creare contropressione e aprire i bronchioli.
- Puoi eseguire compressioni laterali per aiutare a rimuovere l'aria intrappolata.
- Considera l'ospedalizzazione.

DOLORE TORACICO:

- Ci sono molti problemi di salute che causano dolore toracico, come indigestione, bruciore di stomaco, muscoli della parete toracica tirati.
- La tua preoccupazione per il dolore toracico è che vi sia la possibilità di un problema cardiaco.

Segni e sintomi (cardiaci):

- Dolore toracico substernale sul lato sinistro, può irradiarsi al braccio sinistro.
- Associato ad una sensazione di mancanza di respiro.
- Associato ad una sudorazione fredda.
- Peggiora con lo sforzo e ansia.

Cause:

- cardiaco: indigestione, bruciore di stomaco, muscoli tirati.
- Cardiaco: infarto miocardico acuto, angina.

Principi di gestione per sospetto dolore cardiaco:

- ☑ L'obiettivo è ridurre al minimo lo sforzo e la tensione del cuore.

- ☑ A meno che tu non sia assolutamente certo che il dolore non sia cardiaco, ospedalizza.

- ☑ Il paziente cardiaco deve essere tenuto a riposo, poiché lo sforzo peggiorerà il dolore.

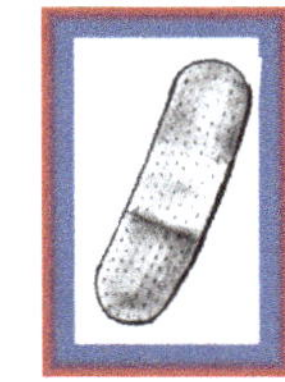

☑ Trasporto in posizione di comfort per aiutare la respirazione.

☑ Mantienilo calmo, rassicuralo.

☑ Se hai l'aspirina con te, dagli 1 capsula adulto (325 mg) o 4 capsule per bambini (nessuna se allergico

☑ Chiedi aiuto; questo paziente deve essere ospedalizzato al **più presto.**

REAZIONE ANAFILATTICA:

■ È una reazione allergica grave e pericolosa per la vita.

Segni e sintomi:

■ Il paziente di solito sa se è allergico e te lo dirà (comunque chiediglielo).
■ Può avere un'eruzione cutanea: orticaria.
■ Può avere una crescente mancanza di respiro.
■ Può sentirsi sempre più ansioso, persino terrorizzato.
■ Può sibilare e/o avere difficoltà a respirare o parlare.

Cause:

■ Punture di api (Imenotteri: api, vespe, calabroni, formiche di fuoco).
■ Alimenti, in particolare arachidi o frutti di mare.
■ Farmaci, ad esempio penicillina.

Principi di gestione:

☑ Somministra subito l'antistaminico: Benadryl, 50mg ogni 4 ore per 24 ore; anche altri antistaminici funzioneranno.

☑ Se inizia ad avere difficoltà respiratorie (SOB, respiro sibilante), somministra epinefrina con una Twinject.

☑ Quando è in grado di respirare e deglutire, dagli l'antistaminico come spiegato sopra.

☑ Puoi somministrare una seconda dose di epinefrina se la prima dose svanisce prima che l'antistaminico venga assorbito

☑ Ospedalizza immediatamente.

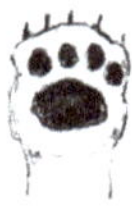

DISCUSSIONE SULLA COMMOZIONE CEREBRALE PER IL PRIMO SOCCORSO IN AREE REMOTE

Principi di gestione delle lesioni alla testa e delle commozioni cerebrali:

La commozione cerebrale si riferisce a un colpo alla testa di forza tale da provocare una lesione al cervello.

- Chiunque perda conoscenza, indipendentemente da quanto tempo è rimasto incosciente, deve essere ospedalizzato per le cure definitive.
- Chiunque abbia un cambiamento nel livello di coscienza, deve essere ospedalizzato per le cure definitive.
  - Monitorare il livello di coscienza utilizzando la scala AVPU.
- A Un trauma cranico o una possibile commozione cerebrale, senza perdita di coscienza, devono essere ospedalizzati per cure definitive se:
  - Il paziente ha o avrà mal di testa.
  - Il paziente ha o avrà confusione mentale o perdita di memoria.
  - Il paziente ha o avrà un qualsiasi cambiamento alla vista..
  - Il paziente ha o avrà vertigini o perdita di equilibrio.
  - Il paziente ha o avrà nausea con o senza vomito.
  - Il paziente ha o avrà un linguaggio confuso o difficoltà a trovare le parole.

Il più grande rischio di commozione cerebrale è avere una seconda commozione cerebrale entro 5 giorni dalla prima.

Ricorda: se sospetti un trauma cranico il tuo "trattamento" a livello di primo soccorso è di ospedalizzare per le cure definitive!

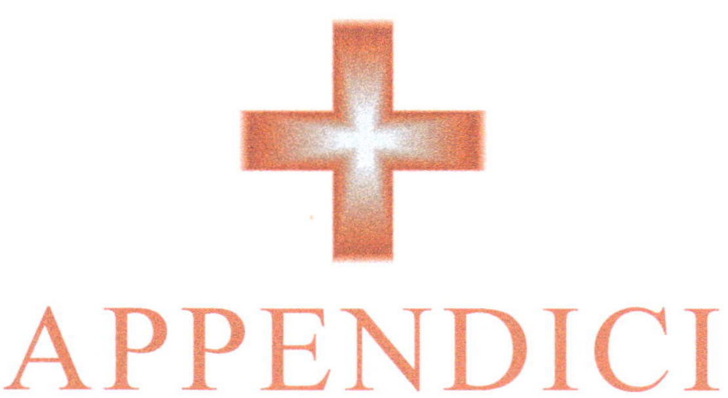

APPENDICI

SOLO: UNO SGUARDO A CHI SIAMO

SOLO ha messo radici nei primi anni 1970 ed è cresciuto dalla visione dei suoi fondatori, dr. Frank Hubbell e Lee Frizzell (marito e moglie). A quel tempo, l'assistenza preospedaliera era agli inizi e un sistema EMS organizzato non esisteva ancora nel New Hampshire. Il concetto di fornire cure di emergenza ai malati e ai feriti ruotava attorno a quella che oggi viene definita "l'ora d'oro". Mentre sciatori, scalatori ed EMT feriti nelle White Mountains del New Hampshire venivano salvati, divenne molto rapidamente evidente che le abilità che i soccorritori avevano imparato come "fornitori di assistenza di emergenza di strada" non funzionavano in un ambiente selvaggio. Era ovvio che le persone che fornivano assistenza in ambienti selvaggi dovevano imparare a usare abilità e tecniche al di fuori della "golden hour". Ma quell'informazione non era disponibile, doveva essere appresa attraverso l'esperienza. E Frank Hubbell aveva una grande esperienza, essendo stato attivamente coinvolto in missioni di ricerca e soccorso durante il college.

La frustrazione di Frank per la mancanza di un appropriato standard "wilderness" ha portato alla creazione di uno dei primi, se non il primo, corso organizzato di medicina d'emergenza wilderness / remote nel mondo. Nel 1975, un

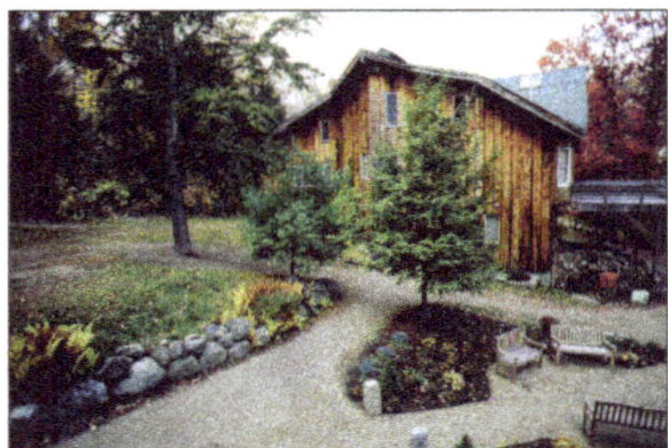

corso di base "Mountain / Woods First Aid" è stato preso sulla strada intrapresa da Frank, e quel corso delinea gli obiettivi che rimangono le fondamenta del corso più popolare di SOLO oggi, Wilderness First Aid. La classe WFA è stata adattata per una serie di situazioni specializzate come acqua, disastri e spedizioni.

Nel 1976, Frank e sua moglie Lee Frizzell, un'educatrice qualificata, crearono una scuola nelle White Mountains per sviluppare e insegnare vari aspetti e livelli di medicina selvaggia / remota / disastrata. Hanno chiamato quella scuola SOLO, per Stonehearth Open Learning Opportunities.

Edificio principale di SOLO, Kaila Hall

Per i successivi quattro decenni SOLO continuò a creare più programmi con diversa durata e intensità sia nella medicina urbana che selvaggia. Non solo il numero di corsi di formazione presso il loro centro è aumentato, ma il numero di sponsor è cresciuto fino a includere college e università, agenzie ambientali, club esterni, organizzazioni di soccorso, gruppi di guida, pattuglie di sci e molti altri. Pioniere delle tecniche di formazione esperienziale, SOLO è stato rapidamente riconosciuto come sempre all'avanguardia dell'istruzione.

SOLO è stato descritto in dozzine di articoli di giornali e riviste, nonché in programmi televisivi. Molti istruttori SOLO parlano regolarmente a conferenze statali e nazionali.

A Quando SOLO ha iniziato a farsi conoscere nella comunità dei medici d'emergenza, Frank Hubbell, in precedenza paramedico, ha conseguito la laurea di assistente medico prima di iscriversi alla facoltà di medicina.

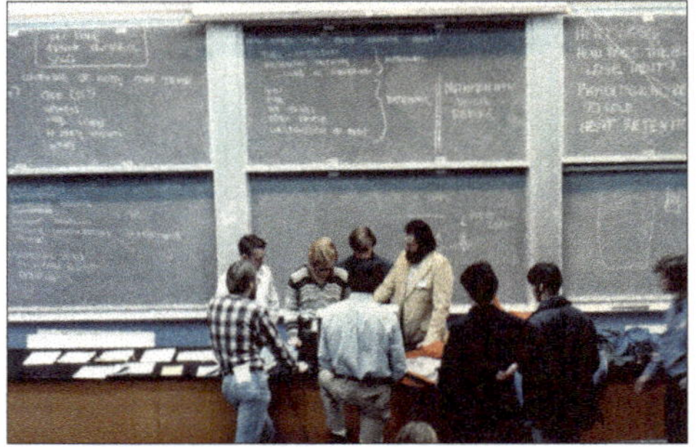

Frank non solo lavora all'insegnamento SOLO, aiutando a progettare curriculum e scrivendo per la Wilderness Medicine Newsletter e altri testi SOLO, è anche il partner senior e medico praticante in un grande studio medico locale. Inoltre, negli ultimi 25 anni Frank ha fatto parte del Medical Control Board di NH.

Dal 2006 ad oggi, SOLO ha ampliato i suoi corsi di formazione fuori dal paese, fornendo corsi in Tanzania, Kenya, Zambia, Turchia, Israele, Cile, Messico, Giappone, Nepal, Giordania, Costa Rica, Indonesia, Scozia, Haiti. Si stanno formando più partnership poiché i programmi per le popolazioni indigene sono diventati un obiettivo importante per SOLO. Dopo il terremoto ad Haiti, le squadre di SOLO hanno fatto viaggi in

Il fondatore di SOLO Frank Hubbell insegna nel 1980

quella nazione devastata per diversi mesi per assistere in cliniche urbane, ospedali e centri medici rurali. Una serie specializzata di programmi sotto l'ombrello di SOLO International è stato sviluppato per soddisfare meglio le esigenze delle persone in aree più remote o situazioni di disastro.

Nel paese abbiamo ancora una volta iniziato a offrire corsi di formazione avanzati come AEMT, ACLS, PALS e PEARS. La nostra classe ha alcune delle più avanzate attrezzature multimediali disponibili.

Quattro decenni dopo la fondazione ufficiale di SOLO, l'interesse per la formazione in medicina delle aree selvagge/ remote/disastri è ancora in crescita. Ogni anno nel nostro campus vengono offerti otto corsi WEMT della durata di un mese e diverse altre decine di programmi. Centinaia di altri programmi continuano a essere offerti in tutto il mondo, con un'enfasi particolare sul lato delle catastrofi dell'assistenza a lungo termine. Il nostro campus dispone di un dipartimento di formazione, di uno staff di strutture, di un registrar e di diversi amministratori che hanno la responsabilità di gestire un elenco part-time di oltre 250 istruttori e gli oltre 475 corsi che teniamo ogni anno fuori dal campus principale. SOLO è anche un centro di formazione dell'American Heart Association. Ma per molti studenti l'aspetto più importante della loro esperienza SOLO sono i pasti preparati da meravigliosi chef professionisti.

Da anni SOLO è un'unità di soccorso autorizzata dell'NH, il nostro personale e i nostri studenti partecipano come volontari alle missioni di ricerca e soccorso in montagna nelle Montagne Bianche dell'NH.

Da una riunione in un salotto, nel corso di oltre quarant'anni, SOLO è cresciuta fino a diventare un'organizzazione ampia e diversificata: un leader non solo nella medicina, ma anche nella formazione e negli standard.

Dal primo soccorso di base, che è ancora il fondamento dello scopo di SOLO, oggi troviamo istruttori che insegnano in tutto il mondo. Ad oggi, SOLO ha formato centinaia di migliaia di persone.

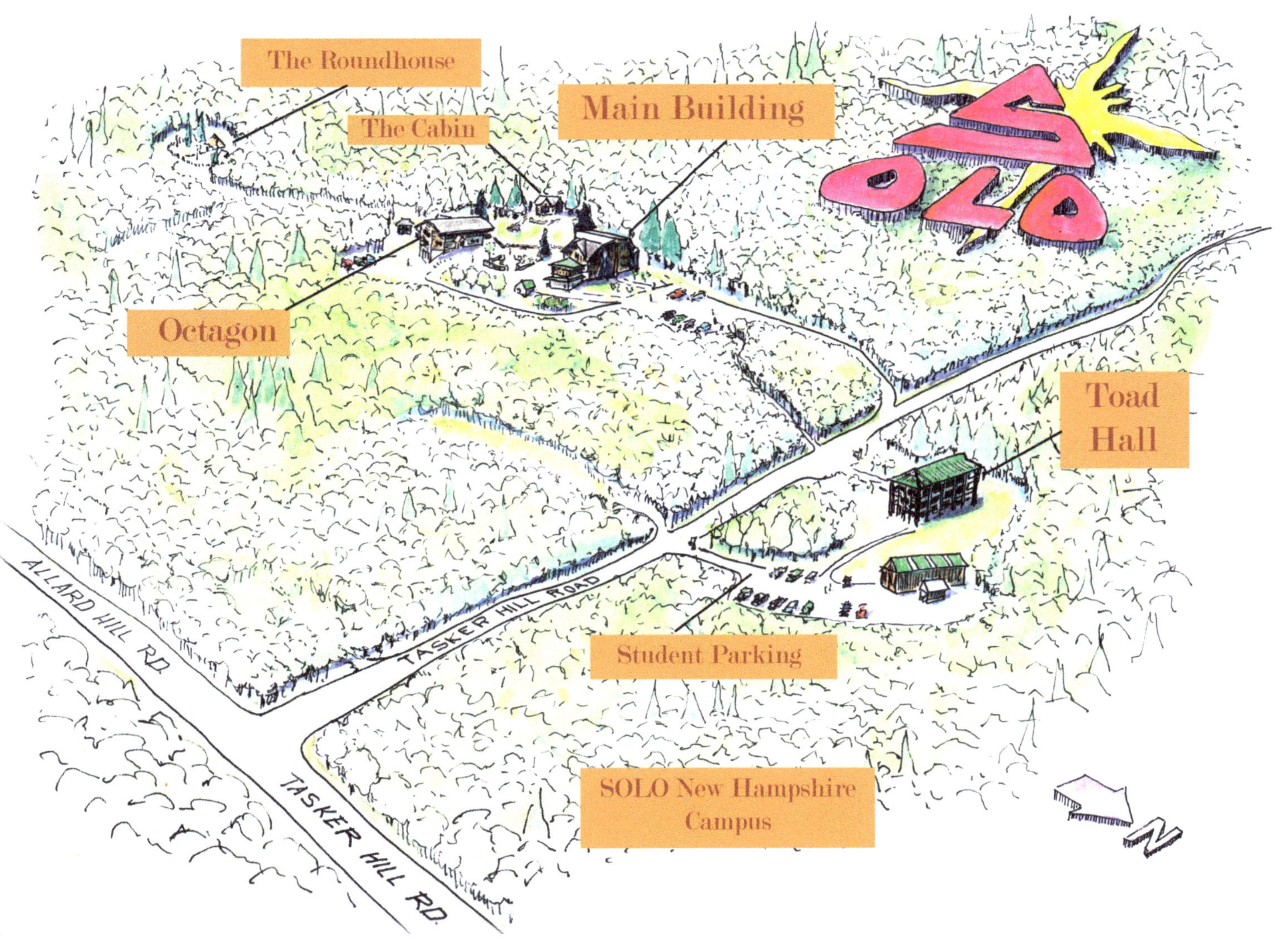

Quiz parte I: Risposta e valutazione   **Nome studente** ______________________

1. Quali delle seguenti sono le modalità comuni di trasmissione delle malattie infettive?
   - ☐ a. Via aerea inalando particelle infettive.
   - ☐ b. Vettore o puntura d'insetto.
   - ☐ c. Trasmesso dall'acqua bevendo acqua contaminata.
   - ☐ d. Contatto diretto o per via ematica.
   - ☐ e. Tutto quanto sopra.

2. Lo scopo dell'indagine primaria è tutto ciò che segue, tranne:
   - ☐ a. Trovare e trattare tutti i problemi potenzialmente pericolosi per la vita.
   - ☐ b. Protezione dall'ambiente.
   - ☐ c. Prevenire ulteriori lesioni.
   - ☐ d. Stabilire e monitorare i segni vitali.

3. L'Indagine Secondaria è composta da:
   - ☐ a. Segni vitali.
   - ☐ b. Esame del paziente.
   - ☐ c. AMPLE storia.
   - ☐ d. SOAP note.
   - ☐ e. Tutto quanto sopra.

4. Tutte le seguenti spiegazioni del protocollo AMPLE sono corrette, tranne:
   - ☐ a. A = allergie.
   - ☐ b. M = farmaci.
   - ☐ c. P = precedenti infortuni o malattie.
   - ☐ d. L = ultimo pasto ed evacuazione.
   - ☐ e. E = condizioni ambientali.

5. La parte Obiettivo della SOAP note conterrà tutti i seguenti elementi, tranne:
   - ☐ a. Frequenza cardiaca, frequenza respiratoria e sforzo e livello di coscienza.
   - ☐ b. Frequenza cardiaca, frequenza respiratoria e sforzo e livello di coscienza.
   - ☐ c. AMPLE storia.
   - ☐ d. Condizione del gruppo nel suo complesso.

Parte II quiz: Trauma: Lesioni muscoloscheletriche: Nome studente ________________________

1. Una distorsione o uno sforzo possono causare lesioni ai seguenti elementi, tranne:
   - ☐ a. Muscolo.
   - ☐ b. Tendine.
   - ☐ c. Legamento.
   - ☐ d. Osso.

2. Tutti i seguenti trattamenti per una distorsione sono corretti tranne:
   - ☐ a. Riposarsi, fermarsi e sedersi.
   - ☐ b. Usare ghiaccio per vasocostrizione.
   - ☐ c. Comprimere con benda ACE.
   - ☐ d. Alzare per ridurre la circolazione nella zona interessata.
   - ☐ e. Fare esercizio lieve per incoraggiare la guarigione.

3. Quale delle seguenti affermazioni riguardanti le fratture è corretta?
   - ☐ a. C'è in genere sensibilità puntiforme sul sito della frattura.
   - ☐ b. Il paziente potrebbe aver sentito qualcosa scattare, incrinarsi o scoppiare.
   - ☐ c. Ci può essere scolorimento, gonfiore o deformità.
   - ☐ d. Ci può essere scolorimento, gonfiore o deformità.
   - ☐ e. Tutti sono corretti.

4. L'aspetto più importante della cura della frattura è:
   - ☐ a. Mantenere la normale funzione e la possibilità di movimento.
   - ☐ b. Mantenere la circolazione distale al sito della lesione.
   - ☐ c. Regolare il sito della frattura fino a quando non c'è sensibilità e movimento normale.
   - ☐ d. Steccare la frattura esattamente nel modo in cui l'hai trovata.

5. Il motivo per raddrizzare una frattura angolata è quello di:
   - ☐ a. Rendere più facile la steccatura.
   - ☐ b. Posizionare l'infortunio in posizione più comoda..
   - ☐ c. Stabilire e mantenere la circolazione.
   - ☐ d. Metterlo nella posizione corretta per la guarigione.

6. Le steccature devono essere monitorate ogni 15 minuti per:
   - ☐ a. Assicurarsi che la steccatura sia ancora stretta e aderente.
   - ☐ b. Assicurarsi che la frattura sia nella posizione corretta.
   - ☐ c. Assicurarsi che l'estremità rimanga fresca in modo che non si gonfi.
   - ☐ d. Assicurarsi che ci sia circolazione distale alla frattura..

7. Quale delle seguenti affermazioni è errata in merito alle lesioni spinali?
   - ☐ a. Il paziente sobrio e orientato Ax 3 per "escludere" la colonna vertebrale.
   - ☐ b. Il paziente deve essere privo di lesioni distraenti al momento dell'esame.
   - ☐ c. Se è caduto da più del doppio della sua altezza, è necessario trattare come un infortunio alla schiena.
   - ☐ d. Se è caduto da più del doppio della sua altezza, è necessario trattare come un infortunio alla schiena.

Parte III quiz: Emergenze ambientali

Nome studente _______________________

1. Cerchia Vero o Falso in relazione alle seguenti affermazioni sull'ipotermia:

    V / F L'ipotermia è più comunemente associata a condizioni fredde, umide e ventose.

    V / F Gli esseri umani sono progettati per perdere calore quando sono bagnati.

    V / F L'ipotermia ha poco o nessun effetto sul cervello umano.

    V / F Gli esseri umani bruciano glucosio come combustibile per mantenere la temperatura corporea.

    V / F I brividi sono contrazioni muscolari involontarie che producono calore

    V / F I brividi NON compromettono le altre attività fisiche.

    V / F Le vittime di ipotermia coscienti hanno bisogno di acqua e glucosio.

    V / F Non esporre e asciugare mai un paziente con ipotermia umida.

2. Quale delle seguenti affermazioni non è corretta per quanto riguarda il congelamento?

    ☐ a. Il congelamento superficiale può essere riscaldato sul campo con il contatto pelle a pelle.

    ☐ b. Il congelamento profondo non dovrebbe essere riscaldato sul campo, ma dovrebbe essere protetto da ulteriori danni.

    ☐ c. Il ricongelamento di una parte precedentemente congelata causerà una lesione molto peggiore.

    ☐ d. È preferibile utilizzare l'aria calda per scongelare le mani congelate.

3. Quale delle seguenti condizioni è corretta per quanto riguarda il colpo di calore?

    ☐ a. Il colpo di calore è una lesione minore associata alla disidratazione e all'esaurimento del sale.

    ☐ b. Il colpo di calore è auto-correttivo e non richiede trattamento.

    ☐ c. I pazienti colpiti da calore devono essere raffreddati in modo aggressivo con acqua.

    ☐ d. Il colpo di calore è raramente associato alla disidratazione.

4. Quando qualcuno viene inviato a chiedere aiuto, tutte le seguenti affermazioni sono vere, tranne:

    ☐ a. Tenere tutti occupati e mantenerli tutti al caldo e asciutti.

    ☐ b. Costruire un bivacco per proteggere il paziente e tutti gli altri membri del gruppo.

    ☐ c. Accendere un fuoco o una stufa per dare qualcosa da bere di caldo.

    ☐ d. Inviare qualcuno per chiedere aiuto ogni 1 - 2 ore fino all'arrivo dell'aiuto.

Parte IV quiz: Lesioni dei tessuti molli e terapia intensiva **Nome studente** _______________________

1. Tutte le seguenti affermazioni sono corrette, tranne:
   - ☐ a. Il sangue è sterile e innocuo per chi viene esposto.
   - ☐ b. Le arterie sono sotto pressione e, sebbene rare, schizzano sangue quando vengono tagliate.
   - ☐ c. Le vene sono a bassa pressione e drenano il sangue quando vengono tagliate.
   - ☐ d. I capillari sono molto piccoli e a bassa pressione; trasudano o filtrano quando vengono tagliati.
   - ☐ e. Le vene sono comunemente ferite perché possono essere appena sotto la pelle.

2. Tutte le seguenti affermazioni sul controllo del sanguinamento sono corrette, tranne:
   - ☐ a. La pressione direttamente sulla ferita è il modo più efficace per controllare il sanguinamento.
   - ☐ b. Se la pressione diretta non è sufficiente, puoi anche elevare la ferita.
   - ☐ c. Le medicazioni a pressione sono molto efficaci ma dovrebbero essere utilizzate solo per circa 10 minuti.
   - ☐ d. Non rimuovere mai una medicazione una volta che è stata posizionata sulla ferita.
   - ☐ e. In casi estremi la pressione digitale diretta può essere applicata direttamente su un'arteria a spruzzo aperto.

3. Tutti i seguenti sono segni o sintomi di un'infezione tissutale localizzata tranne:
   - ☐ a. L'area è rossa (rubino).
   - ☐ b. L'area è calda al tatto (calore).
   - ☐ c. L'area è gonfia (tumore).
   - ☐ d. L'area è sensibile al tatto (dolore).
   - ☐ e. L'area è rossa ma non calda al tatto.

4. Si prega di rispondere Vero o Falso su gravi infezioni tissutali potenzialmente pericolose per la vita:
   V / F Ci può essere una raccolta di pus o altro drenaggio proveniente dalla ferita.
   V / F Ci possono essere strisce rosse che corrono prossimalmente dal sito di infezione.
   V/ F Ci possono essere linfonodi leggermente gonfi prossimali al sito di infezione.
   V / F Il paziente può avere febbre e brividi.
   V / F Le infezioni della ferita possono essere prevenute con una corretta pulizia e bendaggio.
   V / F Le ferite associate a compromissione della circolazione, della sensazione o del movimento non devono essere immediatamente ospedalizzate; possono attendere 2 – 3 giorni.

5. Quale affermazione è errata per quanto riguarda gli oggetti conficcati?
   - ☐ a. Non rimuovere mai oggetti conficcati.
   - ☐ b. Rimuovere gli oggetti conficcati che si trovano in un'estremità.
   - ☐ c. Rimuovere gli oggetti conficcati in metallo in un ambiente freddo.
   - ☐ d. Non rimuovere oggetti conficcati nel cranio, nel collo, nel torace o nell'addome.

6. Quale delle seguenti affermazioni non è corretta sulle ustioni termiche.
   - ☐ a. Immergere immediatamente l'area bruciata in acqua fredda per circa 15 minuti.
   - ☐ b. Le ustioni superficiali raramente causano molto dolore.
   - ☐ c. Le ustioni profonde hanno un dolore minimo a causa della distruzione dei nervi della pelle.
   - ☐ d. Le ustioni profonde hanno un dolore minimo a causa della distruzione dei nervi della pelle.

— *NOTE*—

SOAPNOTE

Soggettivo: età, sesso, meccanismo di lesione (MOI), problema principale (C/C _______________

____

____

____

Obiettivo: segni vitali, esame del paziente, AMPLE:

Segni vitali

ORE					
LOC orientato x ?					
FR & tipo					
FC & tipo					
Pelle C, T, M					

Esame Paziente: Descrivere sedi di Dolore sensibilità & traumi:

A Allergie:

M Medicine:_______________________________________

P Pregressa storia medica pertinente:_______________

L Ultimo pasto ultima evacuazione:_______________

E Eventi che hanno portano all'incidente:

____

Valutazione: elenco dei problemi:

1._______________________________________

2._______________________________________

3._______________________________________

Piano: pianificare ogni problema nell'elenco dei problemi:

1._______________________________________

2._______________________________________

3._______________________________________

4. MONITOR - Con quale frequenza prevedi di monitorare il paziente? _______________

SOAPNOTE

Soggettivo: età, sesso, meccanismo di lesione (MOI), problema principale (C/C __________________

____

____

____

Obiettivo: segni vitali, esame del paziente, AMPLE:

Segni vitali

ORE					
LOC orientato x ?					
FR & tipo					
FC & tipo					
Pelle C, T, M					

Esame Paziente: Descrivere sedi di Dolore sensibilità & traumi:

A Allergie:

M Medicine:____

P Pregressa storia medica pertinente:_____________________

L Ultimo pasto ultima evacuazione:_______________________

E Eventi che hanno portano all'incidente:

____

Valutazione: elenco dei problemi:

1.____

2.____

3.____

Piano: pianificare ogni problema nell'elenco dei problemi:

1.____

2.____

3. ____

4. MONITOR - Con quale frequenza prevedi di monitorare il paziente? ___________________________ _______

SOAPNOTE

Soggettivo: età, sesso, meccanismo di lesione (MOI), problema principale (C/C ___________________

____

____

____

____

Obiettivo: segni vitali, esame del paziente, AMPLE:

Segni vitali

ORE					
LOC orientato x ?					
FR & tipo					
FC & tipo					
Pelle C, T, M					

Esame Paziente: Descrivere sedi di Dolore sensibilità & traumi:

A Allergie:

M Medicine:____

P Pregressa storia medica pertinente:_____________________

LUltimo pasto ultima evacuazione:________________________

E Eventi che hanno portano all'incidente:

____

Valutazione: elenco dei problemi:

1.____

2.____

3.____

Piano: pianificare ogni problema nell'elenco dei problemi:

1.____

2.____

3. ____

4. MONITOR - Con quale frequenza prevedi di monitorare il paziente? ___________________ ________

Al termine di questo corso sarete in grado di eseguire:

Una valutazione del paziente

Valutazione della scena

Valutazione del paziente e potenziali minacce per la vita

Pianificare il trasporto

Rescue Survey

Saper riconoscere lo shock e trattarlo

Trauma: Muscoloscheletrico Infortuni - Riconoscimento e Trattamento di:

Distorsione, stiramenti e fratture

Lesioni degli arti superiori:

Imbracatura e fascia

Steccatura per avambraccio/ polso

Lesioni alla parte inferiore della gamba e al ginocchio:

Steccatura della parte inferiore della gamba e del ginocchio

Tessuti molli ed emergenze mediche:

Controllo sanguinamento

Abilità di bendaggio a lungo termine delle ferite:

Bendaggio del cuoio capelluto

Bendaggio temporale

Imbracatura e fascia del braccio

Bendaggio spalla e anca

Bendaggio ginocchio

Bendaggio alla caviglia slogata

Cura delle ustioni

Cura delle vesciche

Emergenze mediche – Riconoscimento e gestione di:

Cambiamento del livello di coscienza

Dolore toracico

Respiro corto e asma

Anafilassi

Emergenze Ambientali – Riconoscimento e Gestione di:

Ipotermia e congelamento

Colpo di calore, esaurimento da calore e disidratazione

Morsi e punture insetti nordamericani

Fulmine

Bivacco e abilità di sopravvivenza

SOLO
Stonehearth Open Learning Opportunities

Speriamo che ti sia piaciuto il corso SOLO. SOLO è leader nazionale nell'educazione alla medicina nella natura selvaggia con centinaia di migliaia di studenti che frequentano i corsi dal 1976. SOLO è stato determinante nello sviluppo dei Curricula di Primo Soccorso Wilderness, Wilderness First Re- sponder e Wilderness EMT. Il nostro campus arroccato

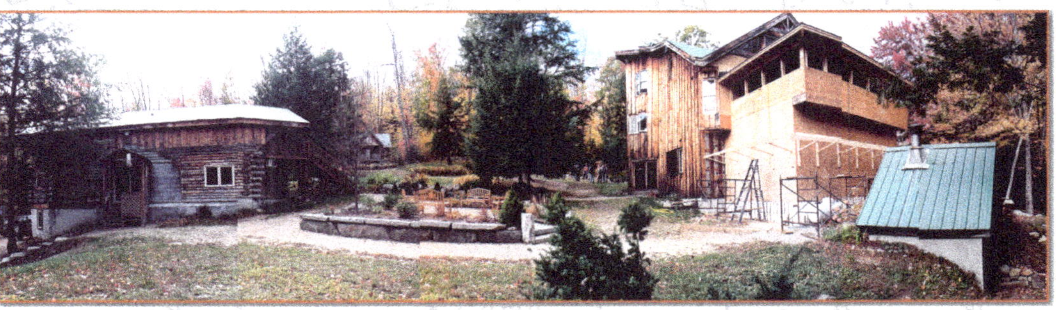

su 300 acri nel cuore delle Montagne Bianche del New Hampshire, è una struttura didattica unica, composta dalla nostra principale Costruzione su tre piani, un dormitorio per 30 persone, una sala da pranzo e altri servizi. Scopri di più su SOLO visitando https://soloschools.com Speriamo che tu decida di continuare la tua formazione nella medicina selvaggia frequentando anche gli altri nostri programmi.

SOLO CASELLA POSTALE 3150, Conway Nh 03818 • 603-447-6711